モレルちゃんが
現れるのは……

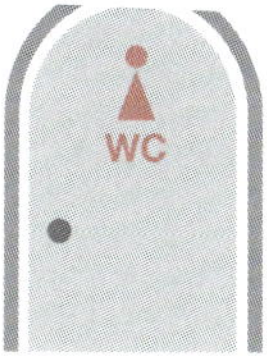

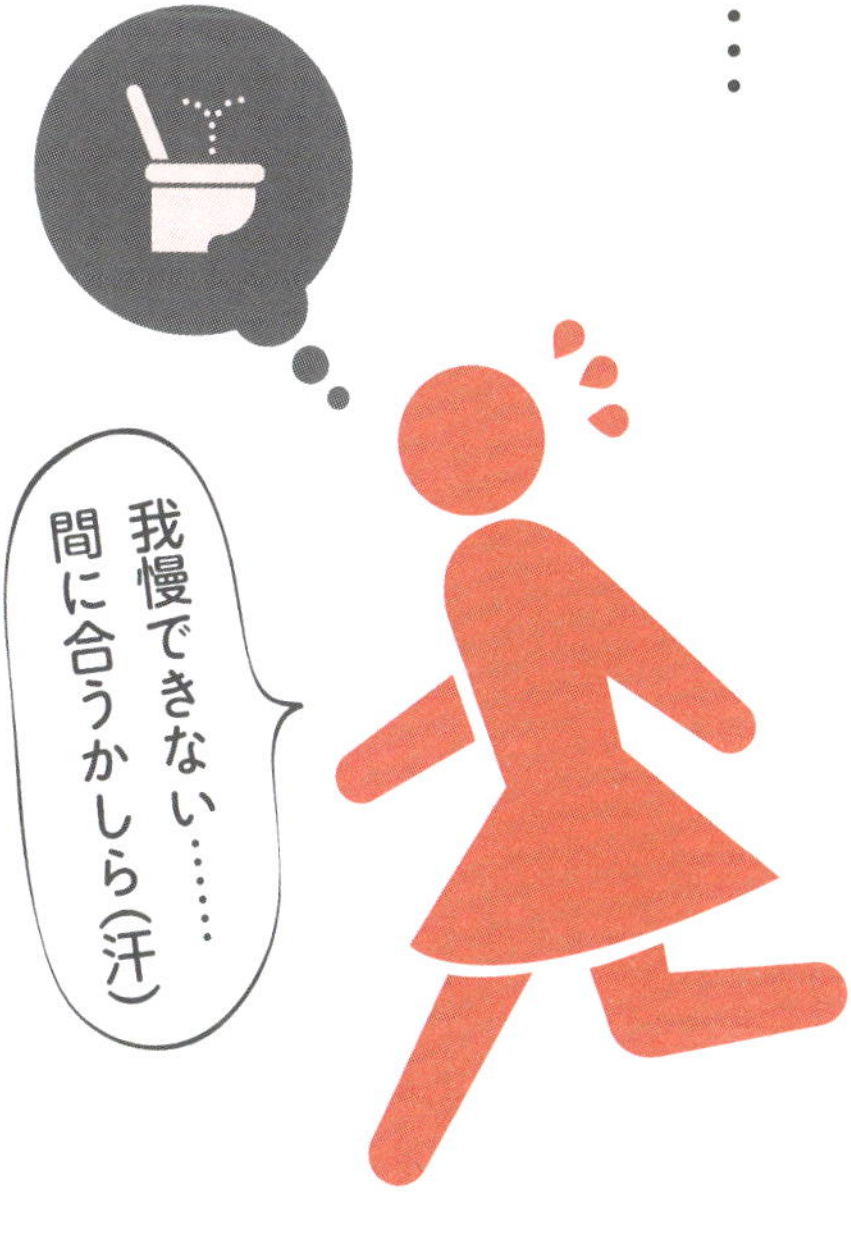

ちょっと残念な
こんなときや……

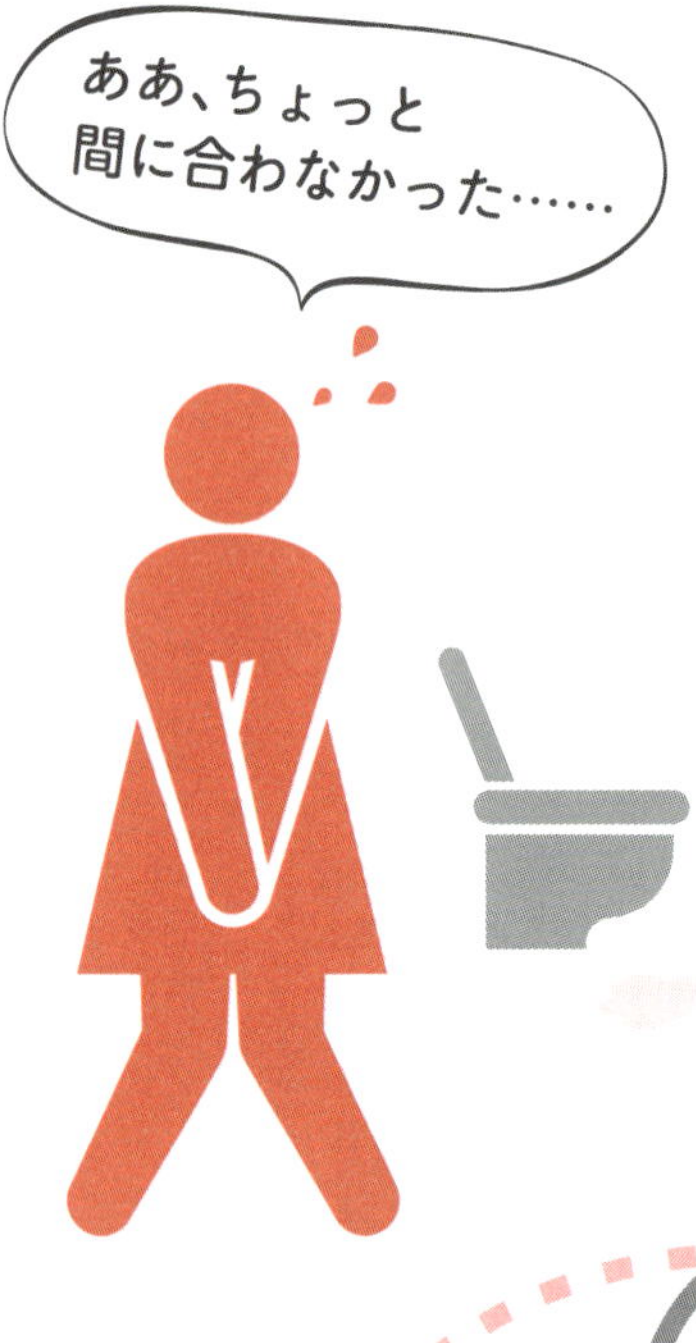

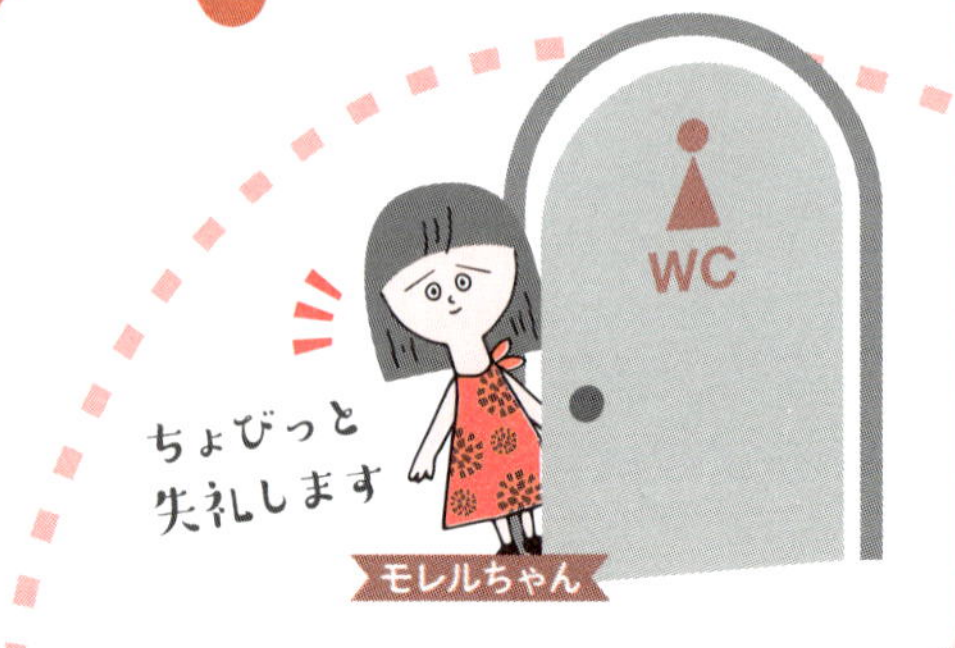

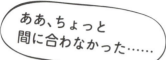

くしゃみをしたとき……

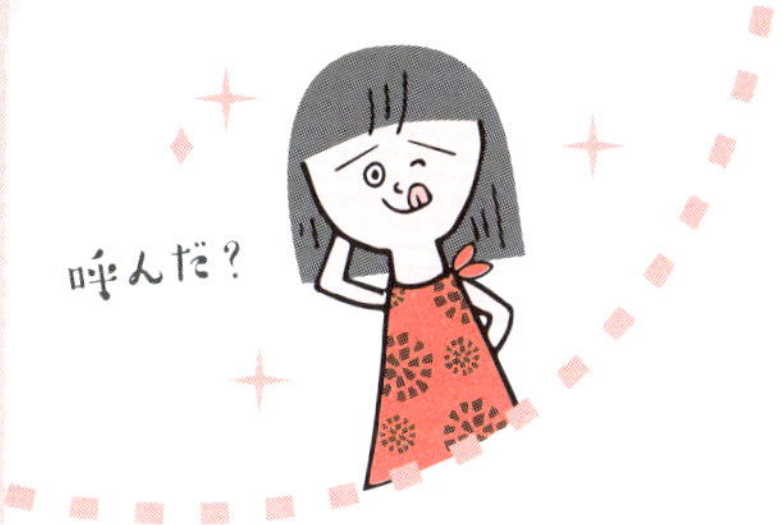

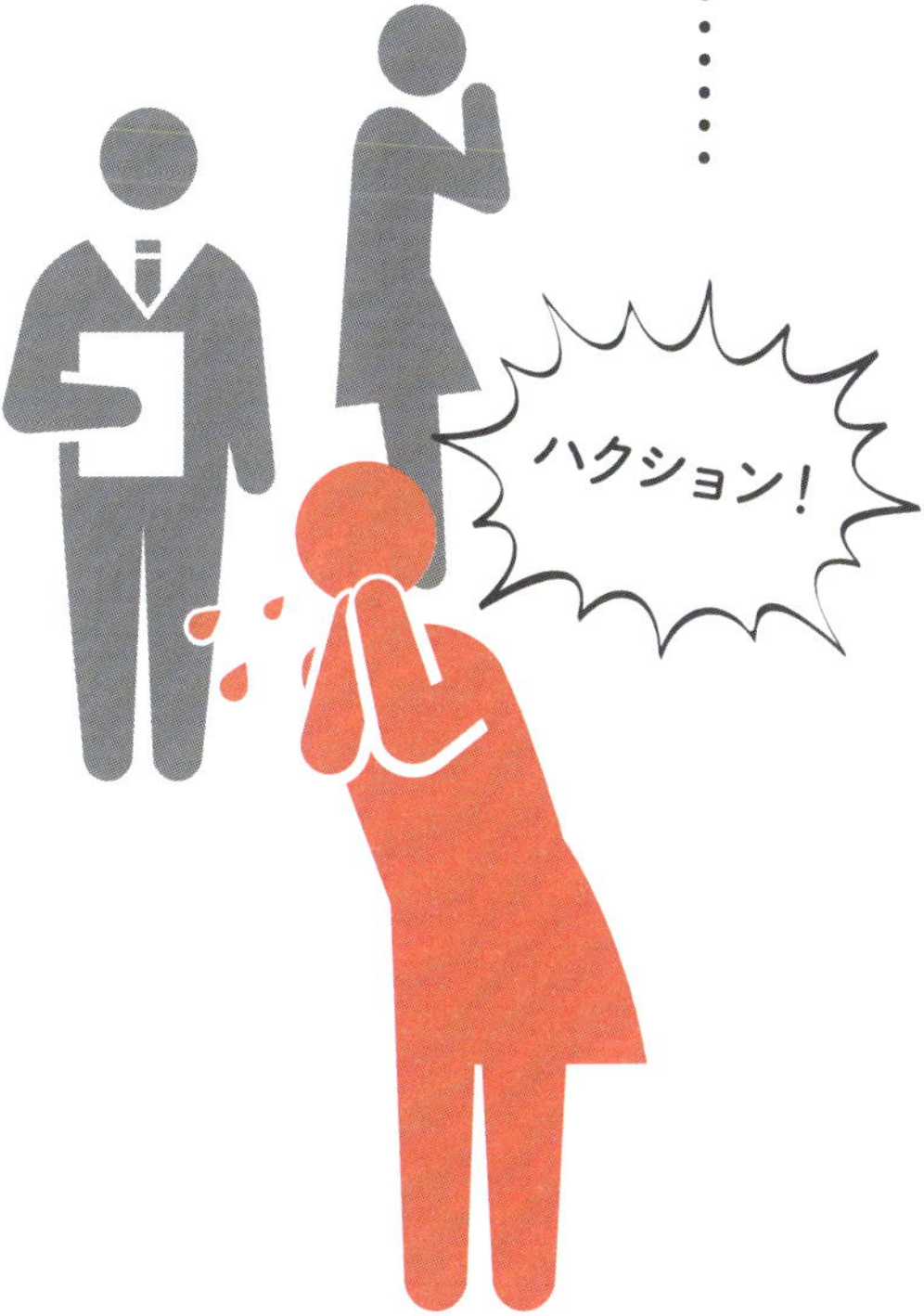

思わず
ちょいもれしたり……

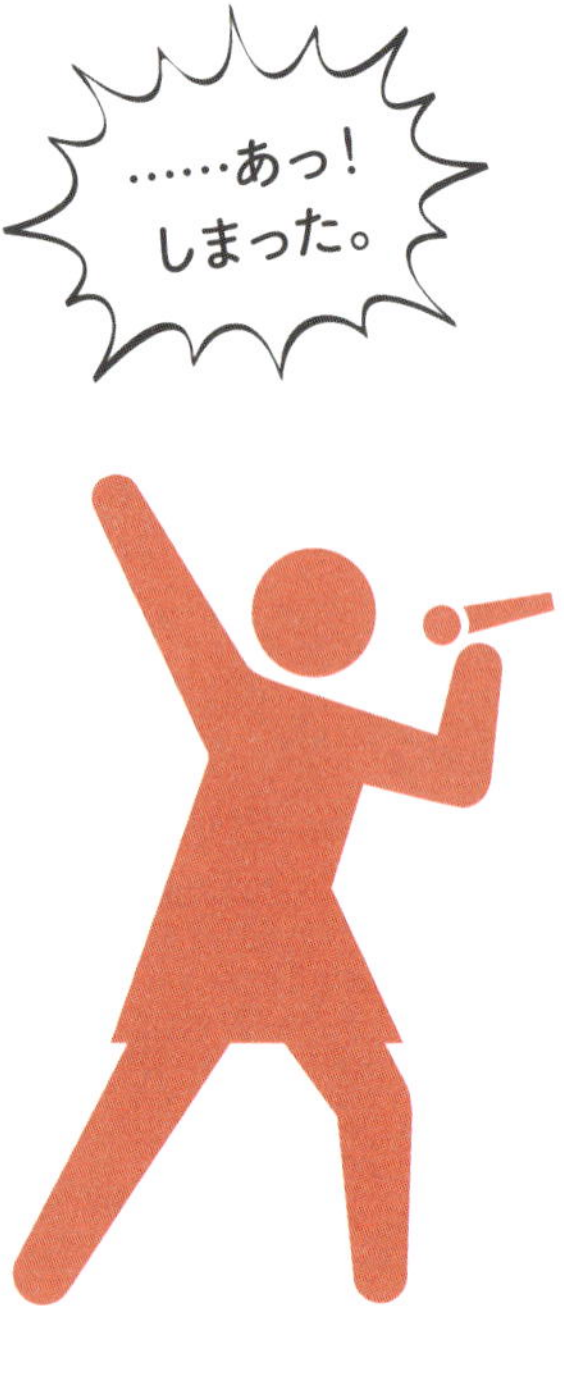

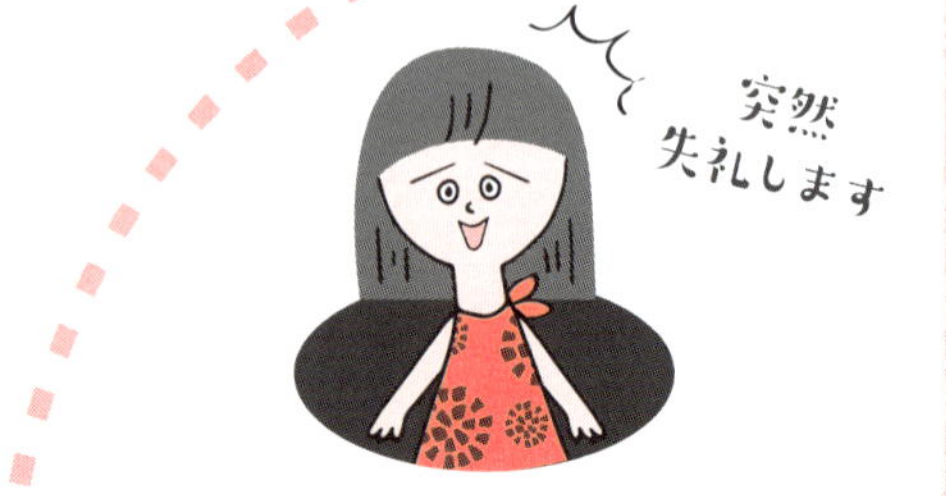

あんなときや……

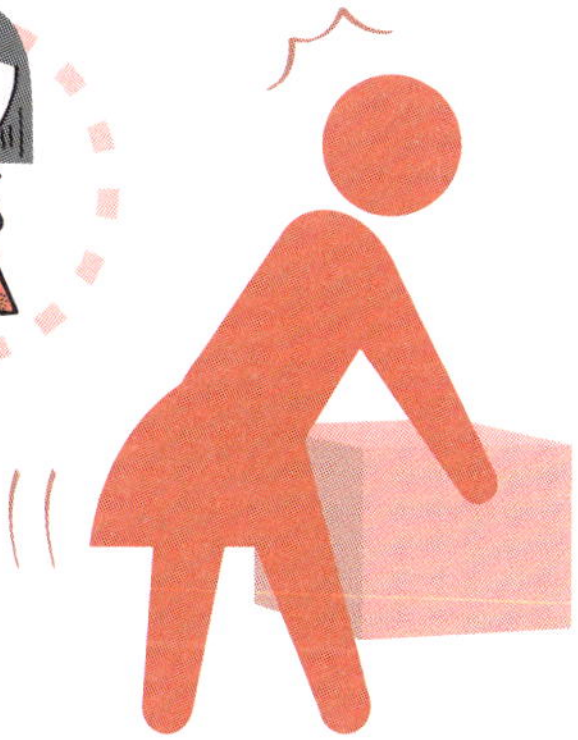

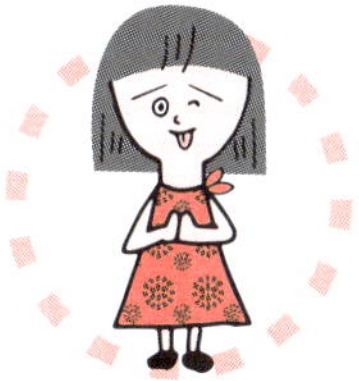

おいそがしいところ
失礼します

こんなとき……

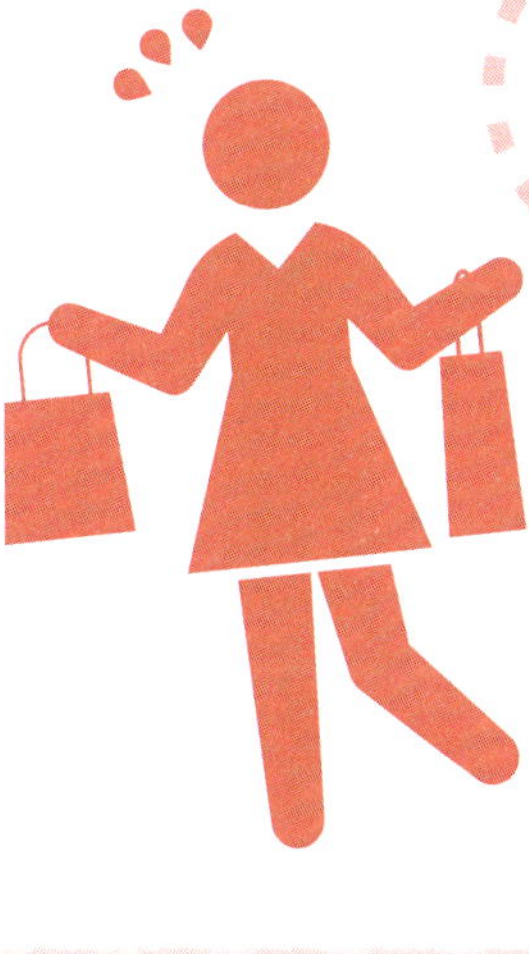

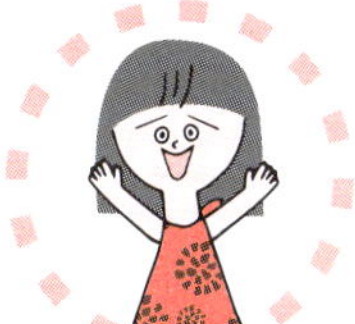

買い物中に
失礼します

時間と場所を選ばずに……

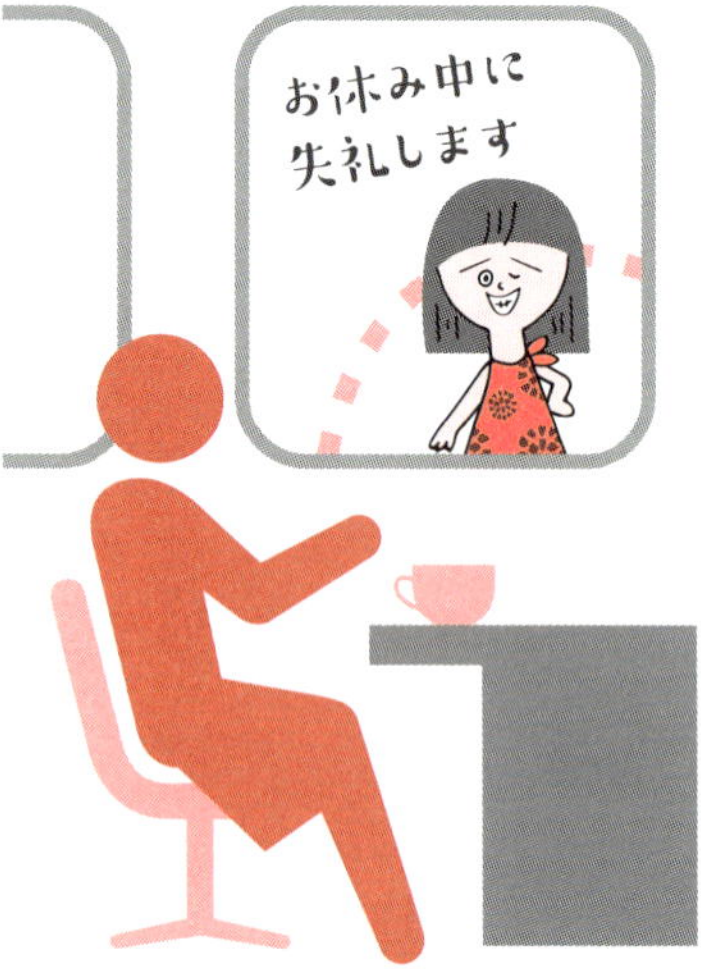
お休み中に
失礼します

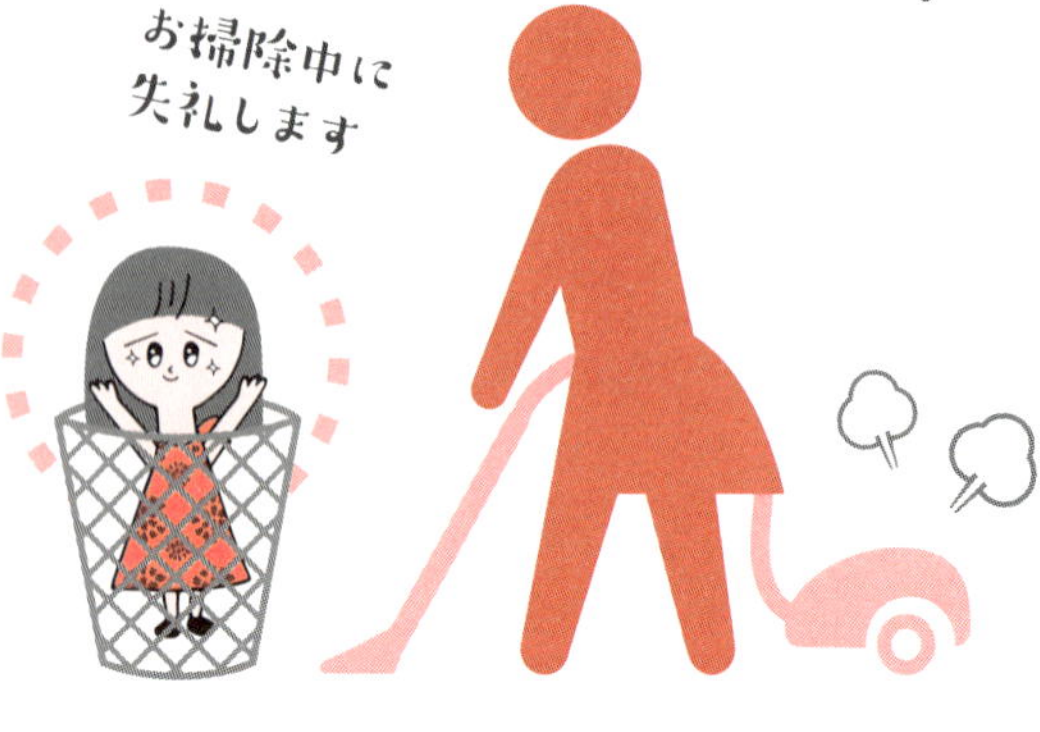
お掃除中に
失礼します

モレルちゃんは、
空気を読まず、
連絡もなしに
突然やってくる、
とっても気まぐれな
女の子なのです。

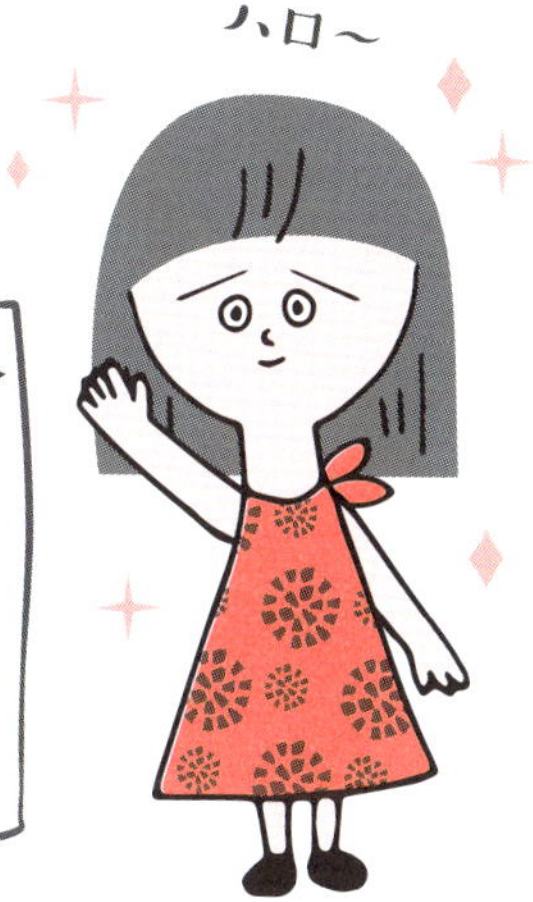

モレルちゃん

データ

出 没 地：どこでも
出没時間：いつでも
出 没 量：少々～多量
別　　名：ヒンニョー、
ニョーモレ

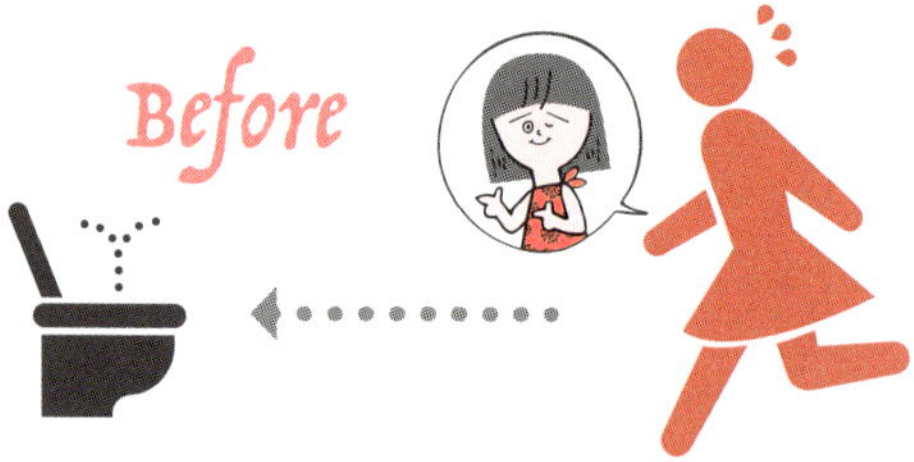

本書は、気まぐれなモレルちゃんを
キチンとしつけるコツをつかむことで、
トイレが遠くても怖くなくなる、
尿漏れ・頻尿に悩むすべての女性に
捧ぐ〝問題解決編〟です。

実践すれば…

↓

改善率70%※

モレルちゃんをしつけるコツも、
難しくありません。
ズボラでOK、ナガラでOKな、
楽ちんでできるコツです。

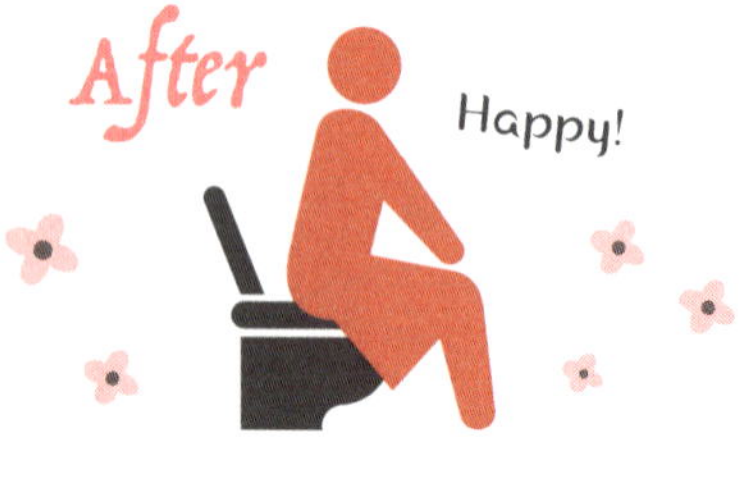

※本書の対処法を実践すれば、頻尿・尿漏れの約70%は自分で治すことができます。

女性のおしっこ問題《トラブル》を解決する本

Toirega chikai
Gaisyutsu ga kowai
Yonakani nandomo okiru
Sekiwosuruto moreru

永弘クリニック院長
楠山弘之

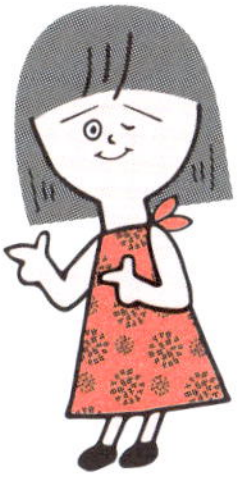

同文書院

もくじ

第1章 オトナになると現れるモレルちゃん

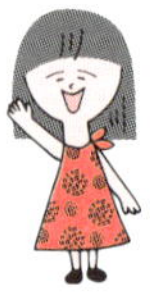

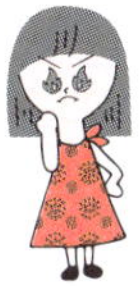

第2章 おうちでできる！ 尿漏れストップ体操

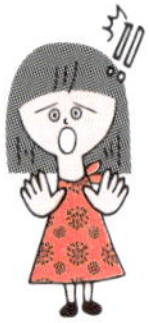

第6章 体のなかはこうなっている！ 尿トラブルの仕組み

巻末にStop！モレルちゃんシール&ペットボトル計量カップ用目盛りシールがついているよ！

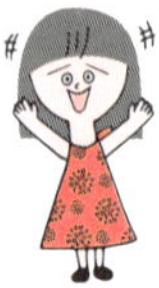

第1章

オトナになると現れるモレルちゃん

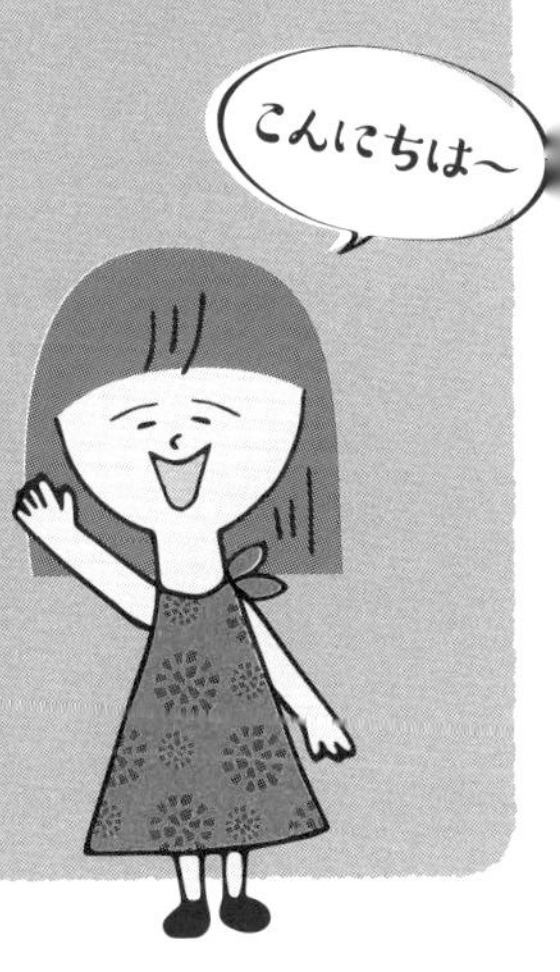

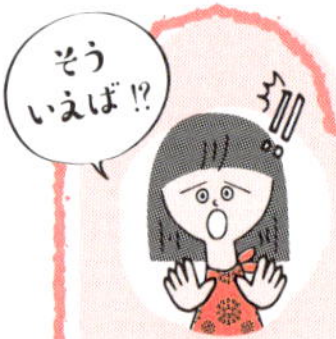

思い当たることはありませんか？

まず、左のチェックリストを見てください。もし、あなたに当てはまる項目があれば、□に✓を入れてみてください。

左のチェックリストから該当するものをチェックしてみましょう。1つでも当てはまる人は……。

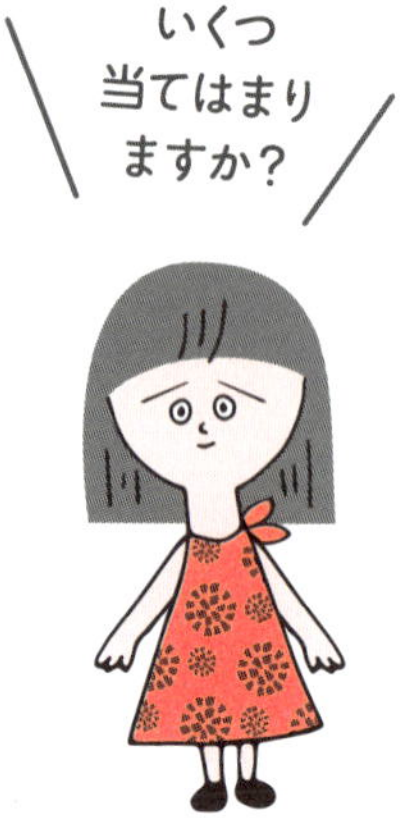

❑若いころと比べて、体重が10kg以上増えた

❑出産の経験がある

❑妊娠中や出産後に尿漏れの経験がある

❑普段、重いものを持つことが多い

❑普段、立ち仕事が多い

❑便秘がちだ

❑尿意がないのに、トイレに行くことが多い

❑おしっこをするとき、お腹に力を入れる

❑サイズの小さい下着や矯正下着をよく着る

❑咳やくしゃみをよくする

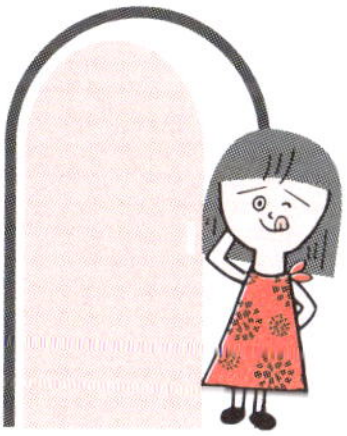

いかがでしたか？

もし、1つでも✓がある人は、すでにモレルちゃんが現れていて、悩んでいることでしょう。あるいは、今は何もなくても、この先モレルちゃんに悩まされることになるかも知れません。

モレルちゃんは「恥ずかしい」存在ではありません

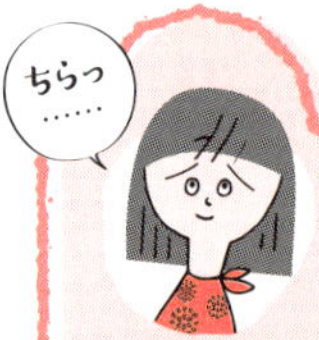

40代以上の女性の3人に1人は尿漏れ経験者です。でも、あきらめることはありません。自分で治せます！

「トイレに行く回数が昔より増えた」「くしゃみをしたらおしっこが漏れてしまった」……。

40代になると、そのような尿トラブルに悩む人が増えてきます。

特に女性は、出産によって、子宮や膀胱を支える筋肉である「骨盤底筋」（35ページ）がゆるみ、それが原因でモレルちゃんが現れやすくなります。

日本で尿失禁を経験した40代以上の女性の数

こんな尿トラブルで困っていませんか？

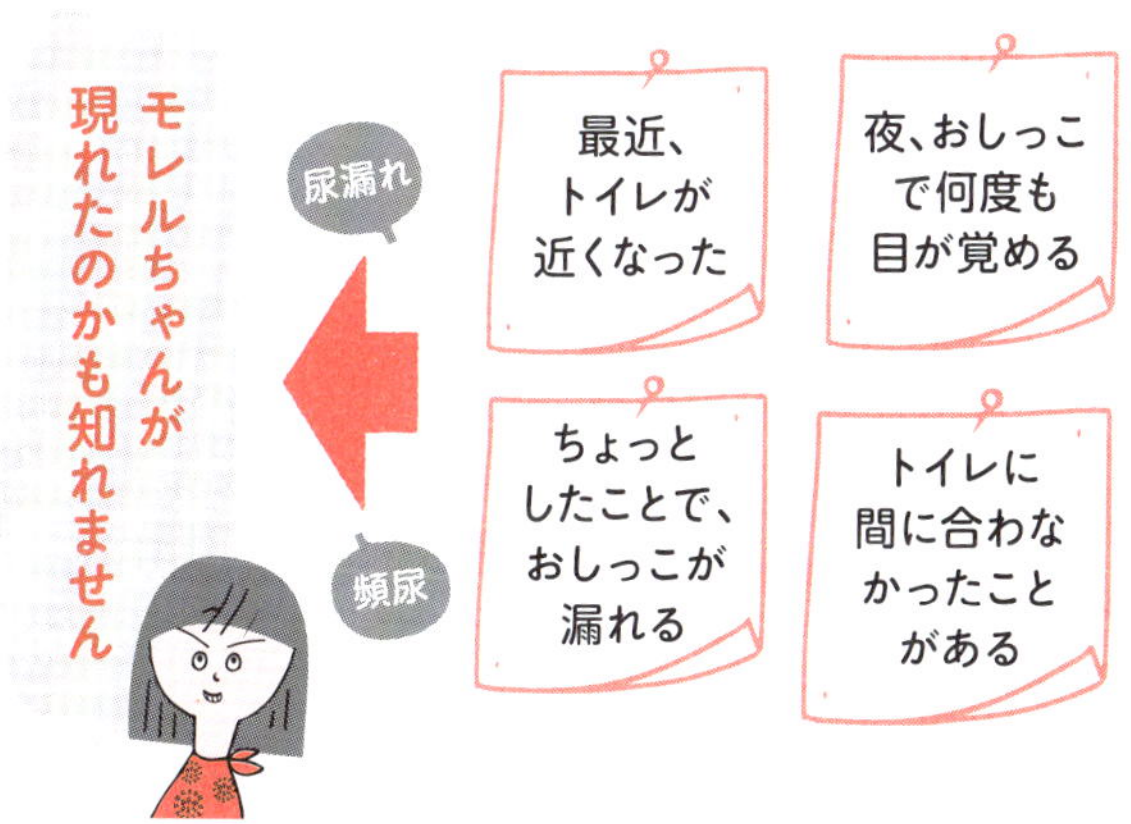
最近、トイレが近くなった
夜、おしっこで何度も目が覚める
ちょっとしたことで、おしっこが漏れる
トイレに間に合わなかったことがある
尿漏れ
頻尿
モレルちゃんが現れたのかも知れません

は、全体の3割と言われています。そのうち治療が必要な人は1割程度と見られていますが、実際にお医者さんの診断を受けるのはその1割程度。ほとんどの人が、誰にも相談せずに一人で抱え込んでいるのです。

確かに、自分のもとにモレルちゃんが現れたことを、「恥ずかしくて、人に言えない」という気持ちもわかります。だからといって、モレルちゃんの存在に「気づかないフリ」をしていると、後々自分を苦しめることになるのです。

無理に勇気を出して病院に行きましょうとは言いません。まずは、ちょびっと現れはじめたモレルちゃんのことを知るところからはじめましょう。

あなたは、モレルちゃんに間違った対処をしていませんか？

外出を控える、
水分の摂取量を減らす、
生理用ナプキンを使う。
……これらは、すべて
間違った対処法です！

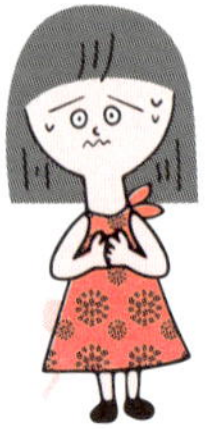

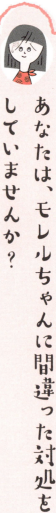

さて、あなたのもとにモレルちゃんが現れたとき、あなたならどうしますか？

「外出先でトイレがないときに困るので、外出を控える」

「トイレに行く回数を減らすために、水分を摂るのを控える」

「尿漏れパッドをお店で買うのは恥ずかしいので、生理用ナプキンを使う」

一見正しそうですが、これらはすべて×。

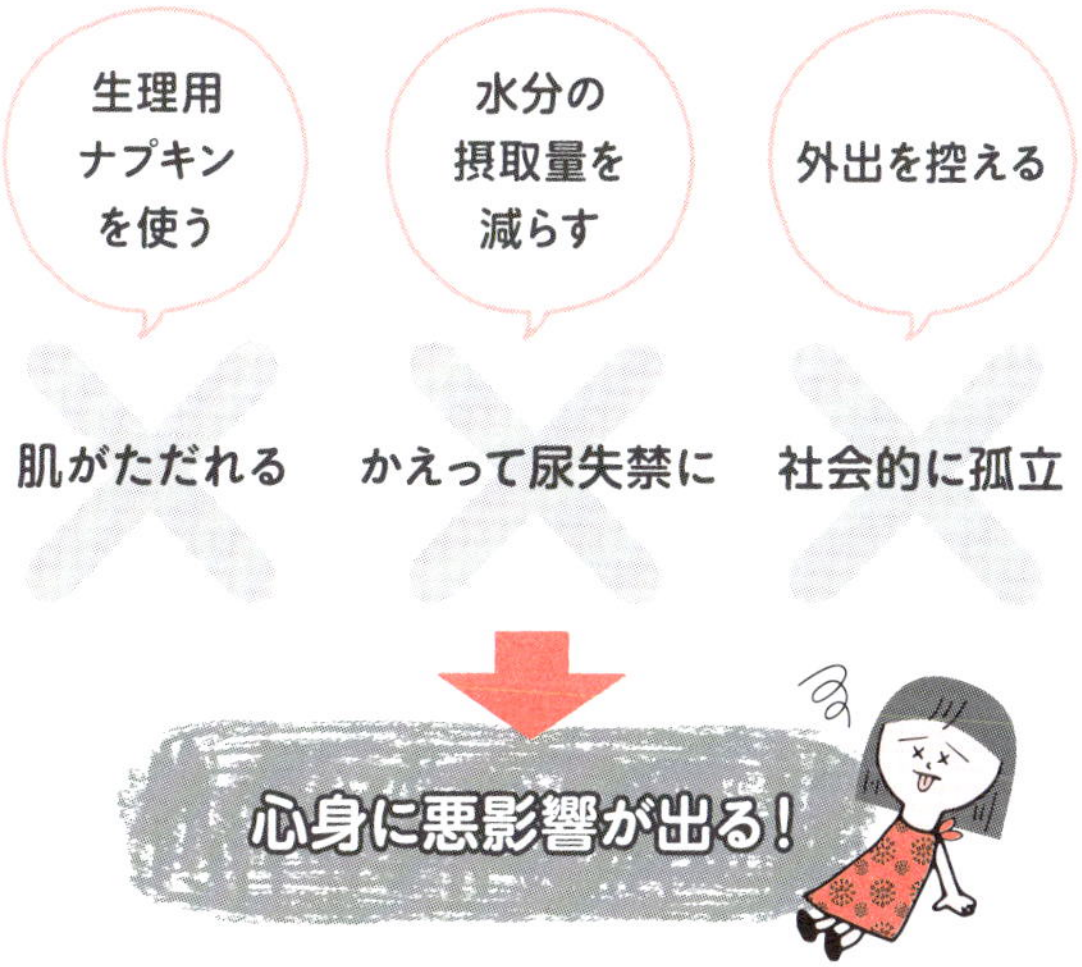

モレルちゃんへの対処法としては、間違っています。

モレルちゃんが怖くて外出を控えるようになると、行動範囲が狭くなり、友達との交流も減っていきます。そうなると社会的に孤立してしまうかも知れません。

水分摂取を減らすと尿の回数も減るように思えますが、膀胱炎《ぼうこうえん》を起こしやすくなったり、尿の濃度や酸性度が増し、膀胱を刺激してよけいにモレルちゃんが現れたりします。

また、生理用のナプキンは吸収量が少ないので、蒸れて肌がただれる原因になります。

このように、間違った対処をすると、心身に悪影響が出てしまうのです。

モレルちゃんをほうっておくとどうなる？

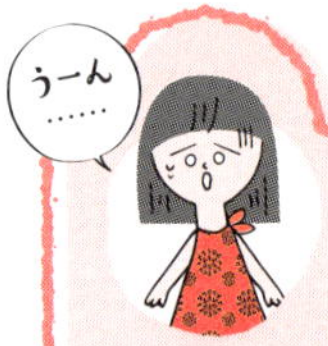

モレルちゃんに悩む女性の
ほとんどは「しかたない……」
とあきらめがち。
でも、そのままの生活で
いいのでしょうか？

先ほどもお話ししましたが、モレルちゃんに悩む女性のほとんどは、医療機関を受診せず、ほうっておくか、自分で間違った対処をしてしまっています。

では、そのままモレルちゃんをほうっておくと、どうなってしまうのでしょう？

身体面で言えば、肌がただれる、においがする、膀胱炎や感染症が起こりやすい……などがあります。

モレルちゃんが引き起こす影響

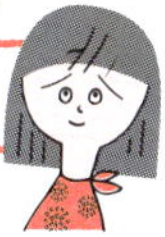

心理面
- 尿失禁の恐怖心
- 羞恥心
- 自己否認
- 厭世《えんせい》観
- 孤独
- うつ

身体面
- 不快感
- におい
- ただれ
- 疲労
- 感染症リスク
- 水分摂取制限による脱水

社会面
- 行動範囲が狭くなる
- 交友関係が狭くなる
- 経済的負担の増加
- 人間関係のトラブル

心理面では、モレルちゃんに対する恐怖心や羞恥心などから、自己肯定感が弱くなってしまい、場合によってはうつ状態になることもあります。

つまり、モレルちゃんは、しっかり対応しないと、身体の不調だけでなく、クオリティ・オブ・ライフ（生活の質）をどんどん悪化させる困った存在なのです。

でも、心配はいりません。モレルちゃんに正しく対処していくことで、日常生活の質は改善することができます。

しかも、尿トラブルを抱える人の多くは、この本を読んで実践すれば、自分で治すことができるのです。

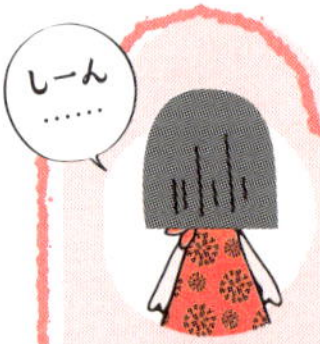

モレルちゃんがいない世界はどんな感じ？

～通常の排尿とは？

通常の排尿の状態を知れば、モレルちゃんの存在に気づきやすくなります。モレルちゃんがいない世界と今のあなたを比べてみましょう！

みなさんは、１日に何回おしっこをして、どれだけの量のおしっこが出るのか知っていますか？

通常の排尿について知っておかなければ、自分にモレルちゃんが現れているかどうかわかりません。ここで、通常の排尿についてお伝えしておきましょう。

人間の膀胱には、一度に３５０～４００㎖程

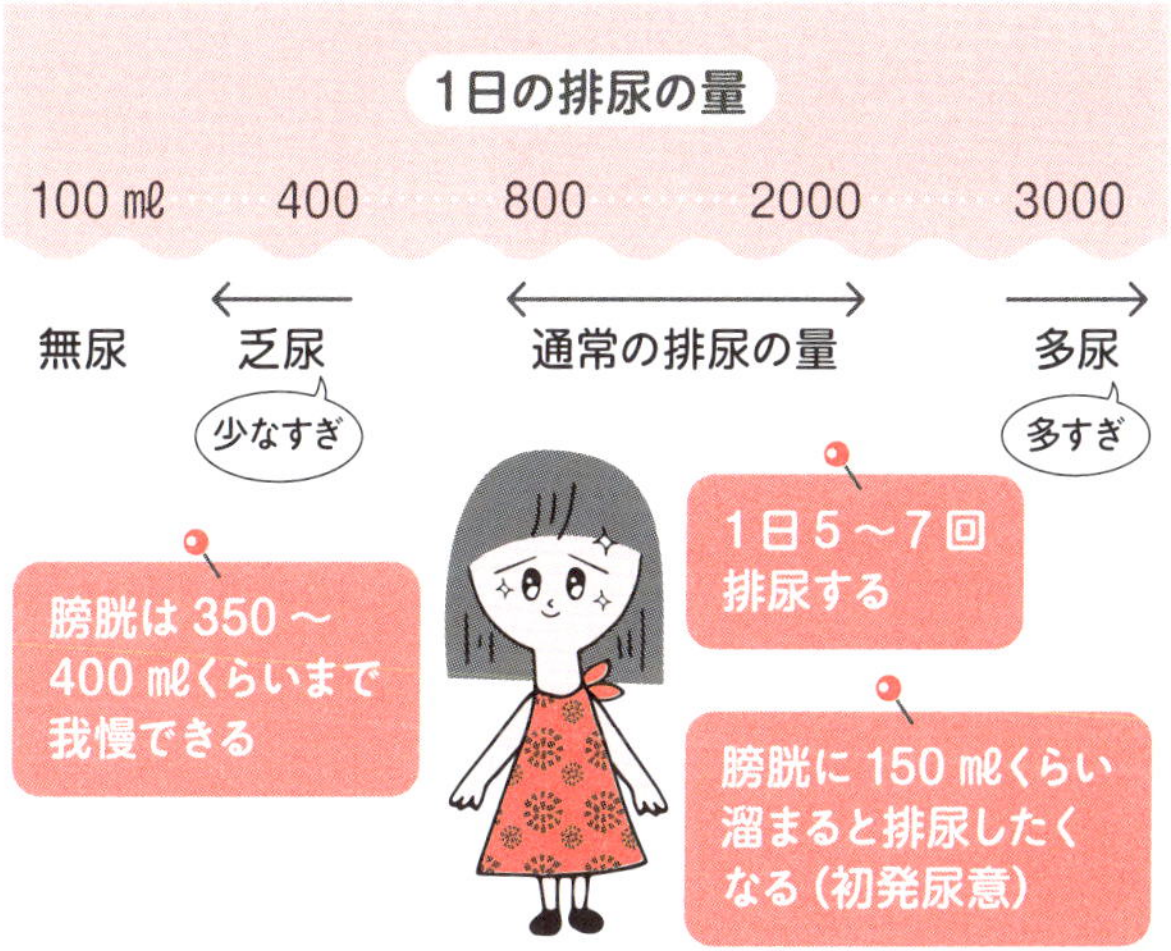
1日の排尿の量
100㎖
400
800
2000
3000
無尿
乏尿
通常の排尿の量
多尿
少なすぎ
多すぎ
1日5～7回排尿する
膀胱は350～400㎖くらいまで我慢できる
膀胱に150㎖くらい溜まると排尿したくなる（初発尿意）

度の尿を溜めることができ、150㎖くらい溜まるとトイレに行きたくなります（初発尿意※）。

1日に5~7回の排尿を行うのが通常ですから、1日に800~2000㎖くらいの量を排尿していることになります。

もちろん、水分をどれだけ摂ったか、どれだけ汗をかいたかなどで、この数値は変わりますが、年齢は関係ありません。歳をとるとおしっこが近くなると言われますが、通常は尿の量が増えたりしないのです。

ちなみに、1日の尿の量が3000㎖以上は「多尿」、400㎖以下は「乏尿《ぼうにょう》」、100㎖以下は「無尿」の状態ですので、必ず医師に相談しましょう。

※最初に感じる弱い尿意のこと。

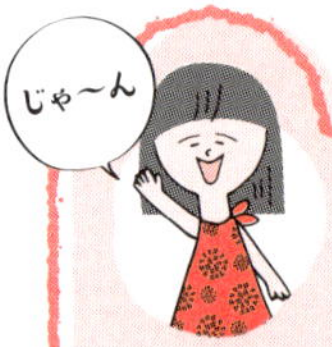

モレルちゃんとその仲間たち
～あなたの尿トラブルタイプは？

モレルちゃんには仲間がいた！
自分の尿失禁が
どのタイプかを知れば、
自分で治せるか
どうかがわかります。

ここまで、尿失禁を「モレルちゃん」とひとまとめで呼んできましたが、尿失禁は原因の違ういくつかのタイプに分けることができます。つまり、モレルちゃんはいろんなタイプに変身して、みなさんの前に現れるのです。

もちろん、タイプが違えば、その対策も異なってきます。自分のタイプを知れば、自分で治せるか、医師に相談したほうがいいかがわかります。

モレルちゃんの化身(タイプ)の紹介

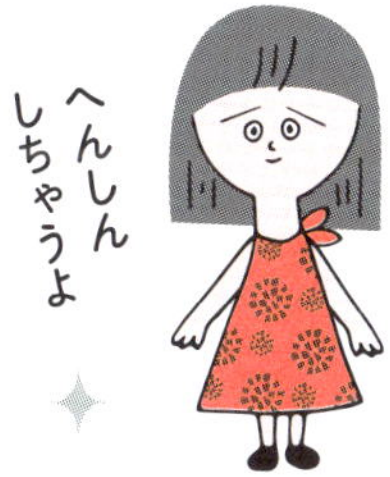
へんしん
しちゃうよ

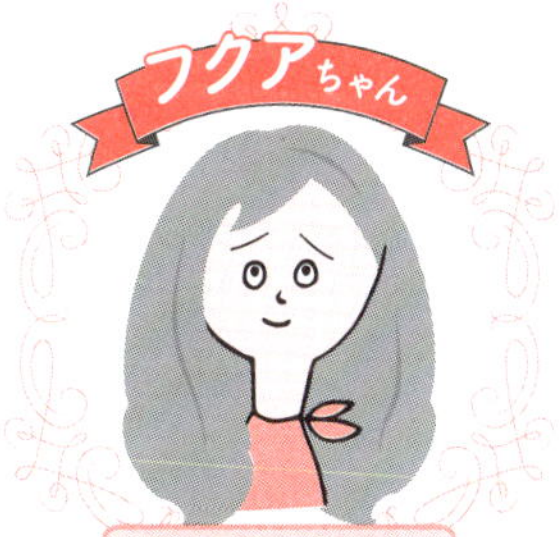
フクアちゃん

腹圧性尿失禁《ふくあつせいにょうしっきん》

お腹に力を入れると
現れる。

➡34ページ

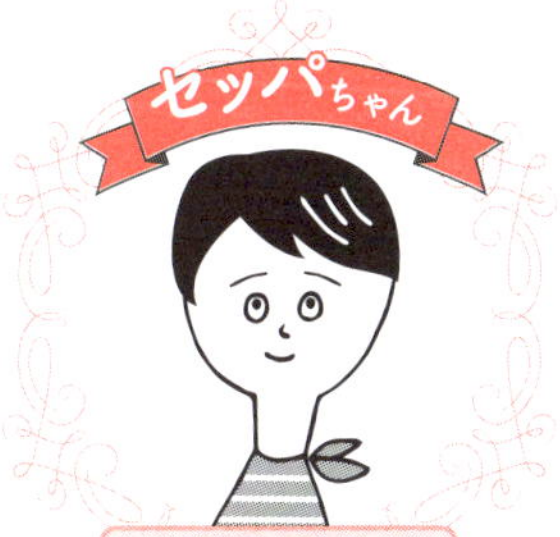
セッパちゃん

切迫性尿失禁《せっぱくせいにょうしっきん》

突然現れて、
我慢できなくなる。

➡38ページ

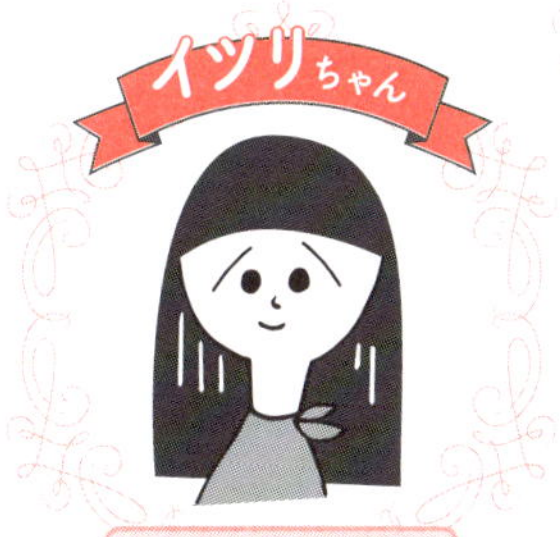
イツリちゃん

溢流性尿失禁《いつりゅうせいにょうしっきん》

なかなか現れず、
ちょっとずつ出てくる。

➡44ページ

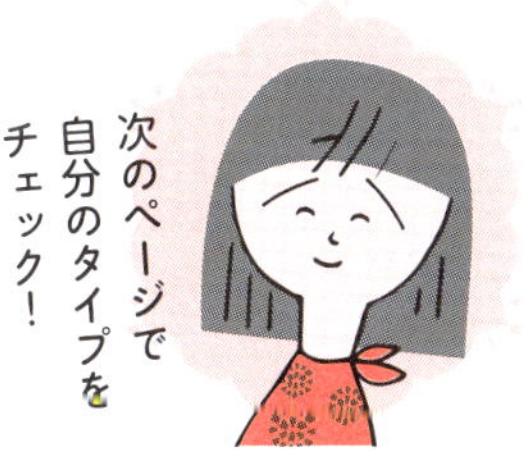
次のページで
自分のタイプを
チェック!

YES・NOチャートで尿失禁のタイプをチェック！

「私にもモレルちゃんがいるかも？」と思っても、なかなか人には相談できないもの。そこで、このYES・NOチャートを使って、自分でこっそり診断してみましょう。

※ START からはじめ、質問に「YES」「NO」で答えて、矢印をたどりましょう。最後にたどり着いたところが、あなたのタイプです。

➡ YES　➡ NO

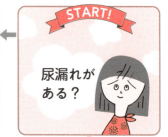

START!

尿漏れがある？
- NO → 日中は8回以上、就寝中に1回以上トイレに行く？
  - NO → 今のところ特に問題なし　OK!
- YES → 知らない間に会陰《えいん》部が濡れていることがある？
  - NO → おしっこをするときに、何やら違和感がある？
    - NO → 脊髄・脊椎に病気がある？
      - NO → 尿の出が悪いことがある？
  - YES → 尿の出が悪いことがある？
    - NO → 尿道外尿失禁《にょうどうがいにょうしっきん》／全尿失禁《ぜんにょうしっきん》　➡53ページへ
    - YES → 溢流性尿失禁《いつりゅうせいにょうしっきん》　イツリちゃん　➡44ページへ

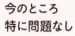

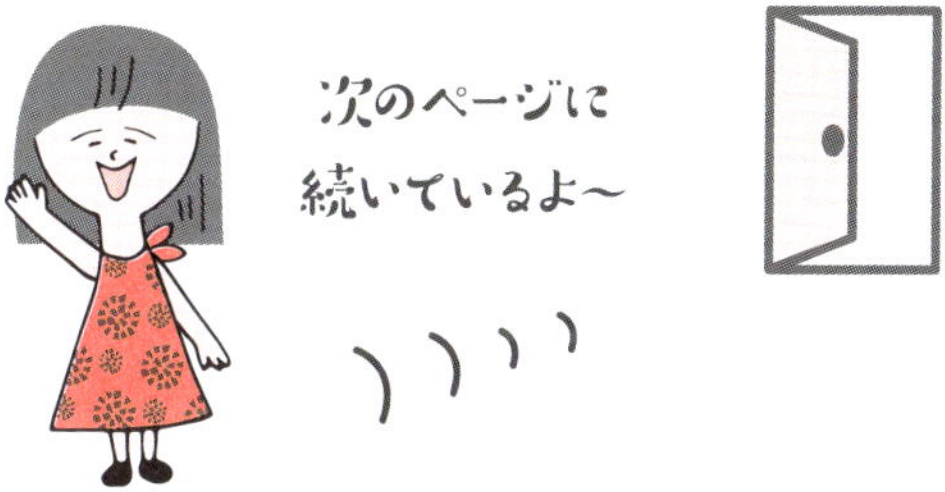

尿が溜まると下腹部が痛むことがある？

→ 間《かん》質《しつ》性《せい》膀《ぼう》胱《こう》炎《えん》

➡54ページへ

急に尿意が起こって、間に合わない感じがする？

→ 過《か》活動《かつどう》膀胱《ぼうこう》(ドライタイプ)

➡39ページへ

1日に水分を2.5ℓ以上摂る？

→ 多飲による頻尿、糖尿病など

→ 心因性《しんいんせい》(神経性)頻尿《ひんにょう》など

➡55ページへ

30ページの右上へ進む

Go!

反《はん》射《しゃ》性《せい》尿《にょう》失《しっ》禁《きん》

➡52ページへ

→ YES → NO

日中は８回以上、
就寝中に１回以上、
トイレに行く？

→（NO）
咳やくしゃみをしたり、
笑ったりすると
漏れることがある？

→（YES）
咳やくしゃみをしたり、
笑ったりすると
漏れることがある？

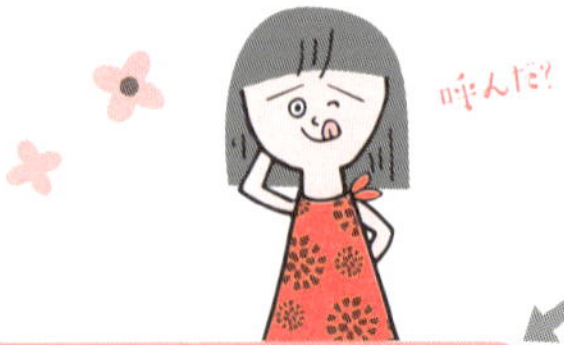

→（NO）
過《か》活《かつ》動《どう》膀《ぼう》胱《こう》
（ウェットタイプ）が原因の
切《せっ》迫《ぱく》性《せいにょう》尿失《しっ》禁《きん》
セッパちゃん

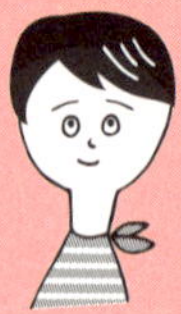

➡ 38 ページへ

→（YES）
混《こん》合《ごう》性《せいにょう》尿失《しっ》禁《きん》
フクアちゃん
&
セッパちゃん

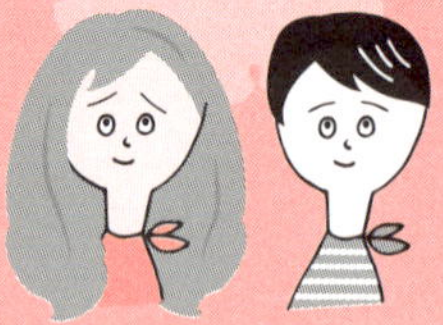

➡ 48 ページへ

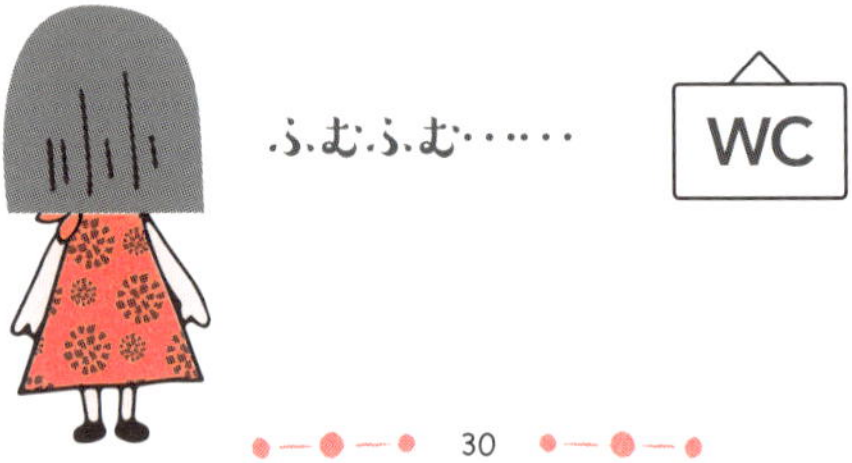

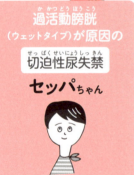

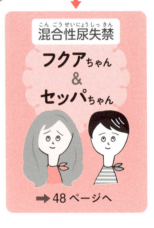

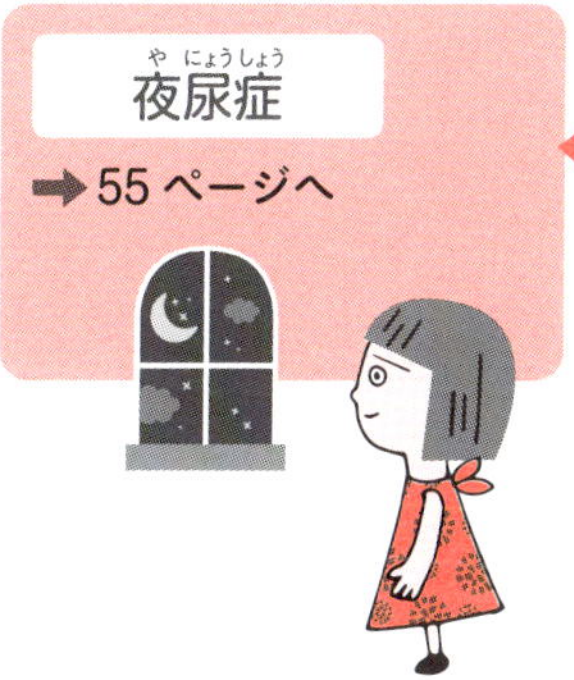
夜尿症《やにょうしょう》
→55ページへ

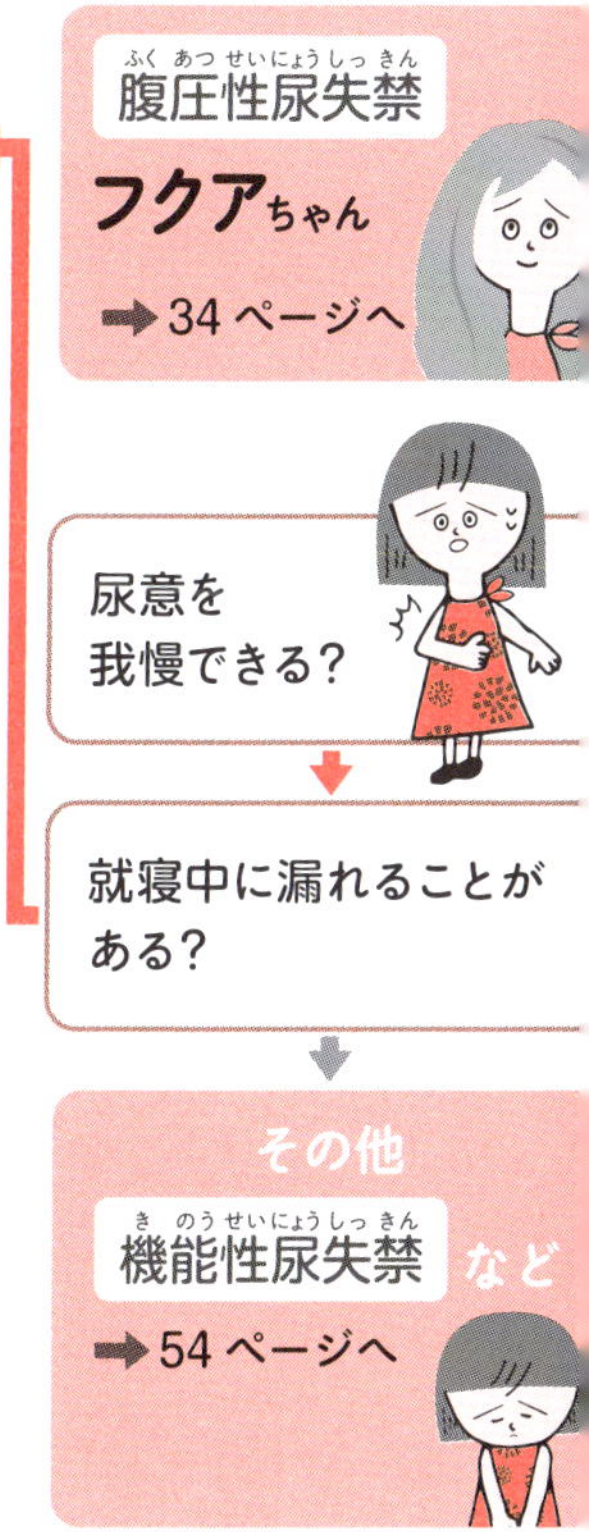
腹圧性尿失禁《ふくあつせいにょうしっきん》
フクアちゃん
→34ページへ
尿意を
我慢できる？
就寝中に漏れることがある？
その他
機能性尿失禁《きのうせいにょうしっきん》など
→54ページへ

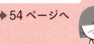

さて、みなさんのチェック結果はどうでしたか？

これらは、医師が問診で行う内容とほとんど変わりません。一部は医師に相談したほうがいいのですが、多くの方は自分で治せるタイプといえます。

自分のタイプがわかったら、該当ページを読んで、対策を進めてくださいね。

特に多い２つのタイプをチェック！

先ほどのチャートで、フクアちゃん（腹圧性尿失禁）、セッパちゃん（切迫性尿失禁）タイプに該当した方がたくさんいるはずです。尿失禁の多くはこの２つのタイプに分かれますが、この２つはそれぞれ対処法が異なります。そこで、あなたがどちらに当てはまるか、もう少し詳しくチェックしてみましょう。

Check A　当てはまるものの❏に✔を入れてください。

- ❏咳をして、漏らしたことがある。
- ❏くしゃみをして、漏らしたことがある。
- ❏大きな声で笑ったときに、漏らしたことがある。
- ❏走ったときや体操したときに、漏らしたことがある。
- ❏重いものを持ち上げたり、動かしたりしたときに、漏らしたことがある。

Check B　当てはまるものの❏に✔を入れてください。

- ❏強い尿意があったとき、我慢できずに漏らしたことがある。

❏ 帰宅してカギを開けようとしたら、急におしっこがしたくなったり、漏らしたりしたことがある。

❏ 水道などの水の音を聞いて、おしっこがしたくなったり、漏らしたりしたことがある。

❏ トイレに行く余裕がなく、ギリギリで間に合って排尿することがある。

❏ トイレに間に合ったのに、下着を脱ぐ前に漏らしたことがある。

結 果

Check A で1つでも✔がついたあなたには……

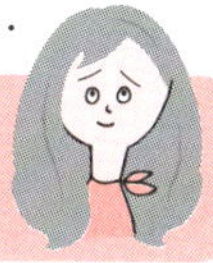

フクアちゃんがいるかも?
腹圧性尿失禁 ➡ 34ページ

Check B で1つでも✔がついたあなたには……

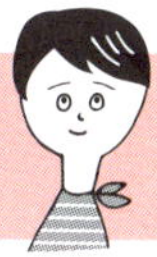

セッパちゃんがいるかも?
切迫性尿失禁 ➡ 38ページ

Check A,B の両方に✔がついたあなたには……

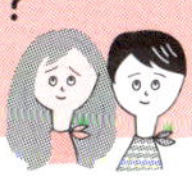

フクアちゃんとセッパちゃんの両方がいるかも?
混合性尿失禁 ➡ 40ページ

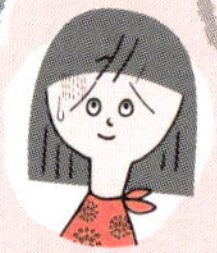

くしゃみでも現れるフクアちゃん（腹圧性尿失禁《ふくあつせいにょうしっきん》）

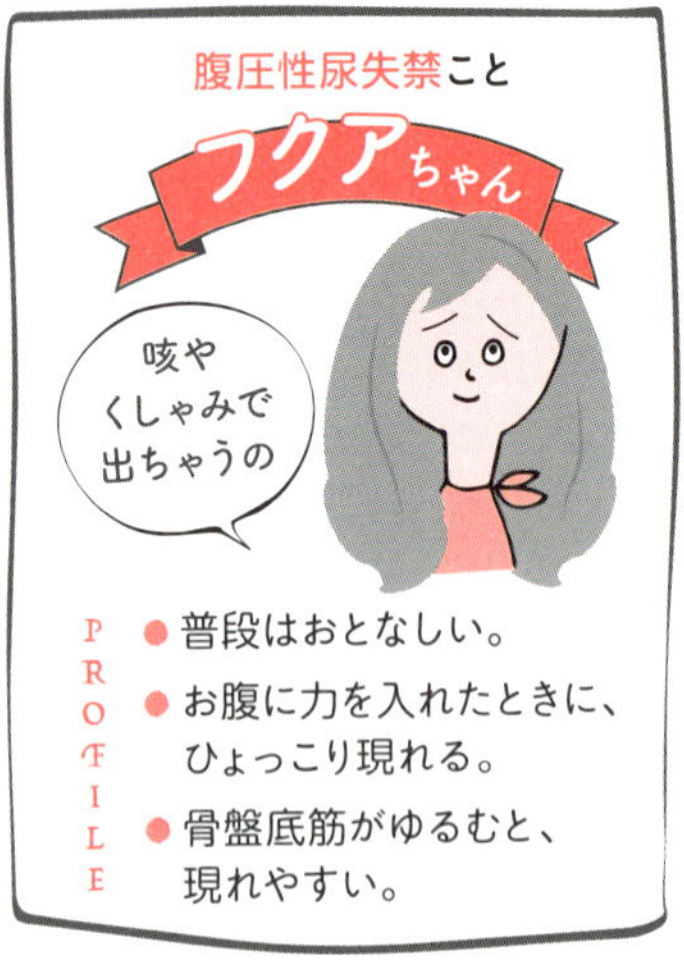

腹圧性尿失禁こと
フクアちゃん
咳や
くしゃみで
出ちゃうの
PROFILE
● 普段はおとなしい。
● お腹に力を入れたときに、ひょっこり現れる。
● 骨盤底筋がゆるむと、現れやすい。

咳やくしゃみをしたとき、大笑いしたとき、「どっこいしょ」と重いものを持ち上げたとき、立ち上がったときなど、お腹に力を入れたときに尿が漏れるという人は、フクアちゃん（腹圧《ふくあつ》性尿失禁《せいにょうしっきん》）が出現しているのかもしれません。

フクアちゃんは、普段はおとなしくしています。トイレに行けば、問題なく排尿できますし、じっとしていれば我慢できないとか、漏れそうになるとかの症状が現れるようなことはありま

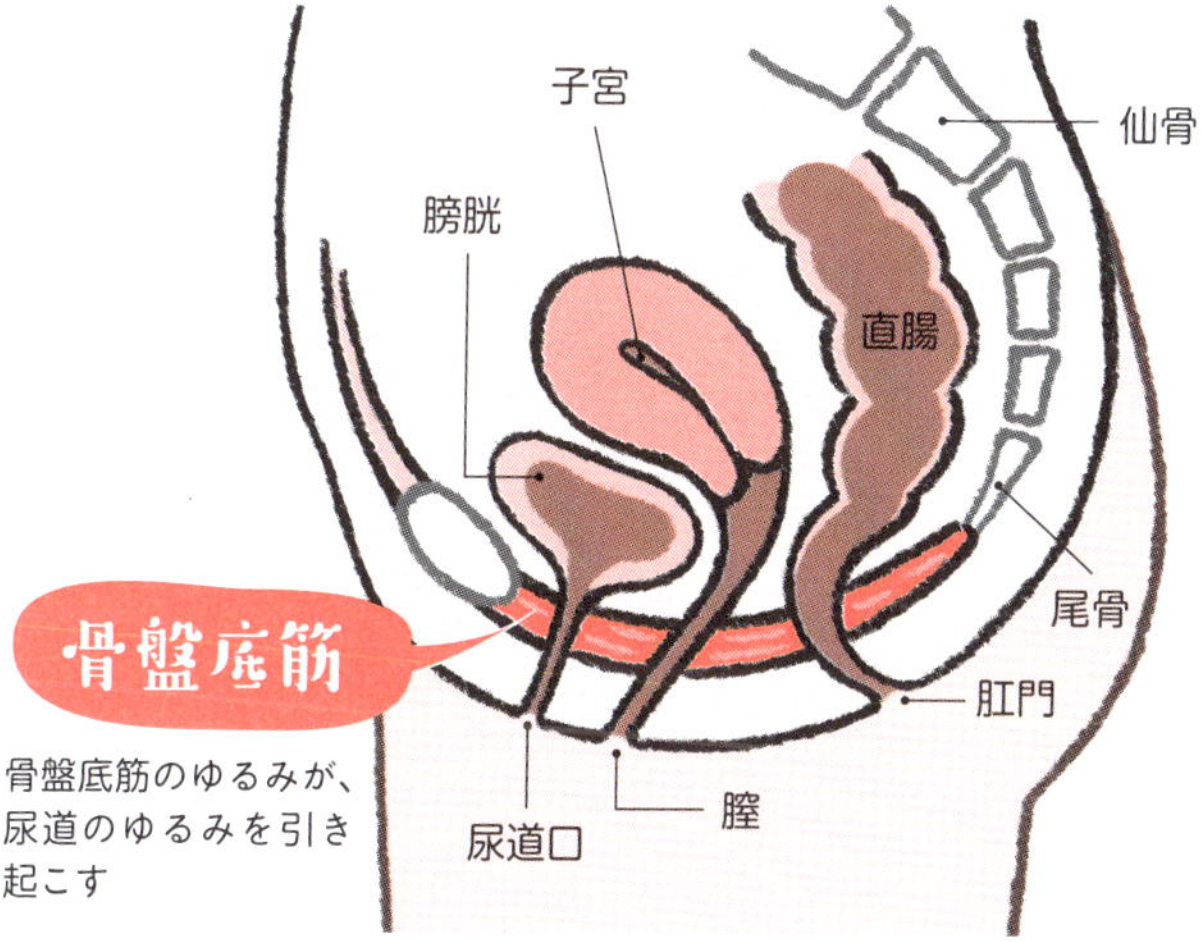

骨盤底筋のゆるみが、尿道のゆるみを引き起こす

せん。しかし、中腰でお腹に力が入ると漏れてしまうのです。

フクアちゃんが現れるおもな原因は、膀胱や尿道、子宮、直腸を下から支える骨盤底筋のゆるみです。

この筋肉がゆるむと、尿道口をギュッと締めつけることができなくなります。通常なら、お腹に力（腹圧）が入って尿が外に出ようとしても、尿道口が締まっていれば漏れるようなことはないのですが、骨盤底筋がゆるんでいると、腹圧に負けてしまうのです。

つまり、骨盤底筋を鍛えれば、フクアちゃんが現れることはなくなります（例外あり↓124ページ）。

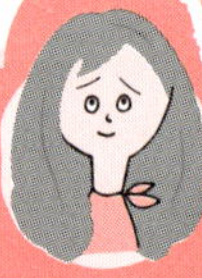

腹圧性尿失禁で悩む40代女性のケース

出産によって現れたフクアちゃん

- ◆第1子を出産後、咳をしたり、中腰で荷物を持ったりしたときなど、お腹に力を入れると少し尿を漏らすようになった。
- ◆3カ月くらいで治ったので、そのままにしておいた。
- ◆第2子を出産後に尿漏れが再発。
- ◆以来5年間、尿漏れが続いている。

フクアちゃん（腹圧性尿失禁）が現れる原因は骨盤底筋のゆるみですが、それが出産によって起こることが少なくありません。

出産の際、赤ちゃんが産道を通るときに、骨盤底筋がダメージを受けやすいのです。

第1子を出産した際に、骨盤底筋や靭帯《じんたい》、膀胱を支える筋膜などにダメージを受けたことで、膀胱が下がるなどして尿道口を締める力が弱くなり、尿が漏れるようになりました。

3カ月くらいで、いったんはある程度まで回復したものの、完治しないまま放置したため、2度目の出産で悪化させてしまったのでしょう。

なお、骨盤底筋にダメージを与えるのは、出産だけではありません。以下の要因も考えられますので、注意しましょう。

- 加齢による筋力の低下
- 肥満
- 慢性の便秘
- ぜんそくなどによる咳込み
- 重いものを持つなど、過度に腹圧をかけること

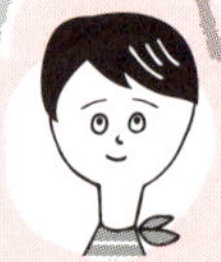

急に現れて暴れまわるセッパちゃん（切迫性尿失禁《せっぱくせいにょうしっきん》）

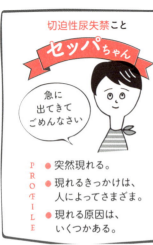

切迫性尿失禁こと

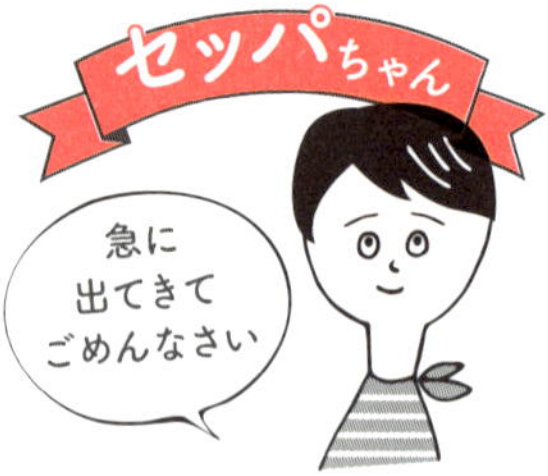

PROFILE

- 突然現れる。
- 現れるきっかけは、人によってさまざま。
- 現れる原因は、いくつかある。

セッパちゃん（切迫性尿失禁）の特徴は、急におしっこが我慢できなくなること。水道の水が流れる音を聞いたとき、冷たいドアノブや手すりに触ったとき、冷たい水に触ったときなど、そのきっかけはさまざまです。

通常、膀胱に尿が溜まると、膀胱が収縮して尿意が現れます。しかし、まだ膀胱に余裕があるのに、敏感に反応して膀胱が収縮してしまうのが、セッパちゃん（切迫性尿失禁）が現れる

セッパちゃんはこうして現れる

膀胱に尿が溜まる → 膀胱が敏感になって、収縮が起こる

↓

通常 → 尿が漏れる

↓

余裕があれば
まだ尿が溜められる

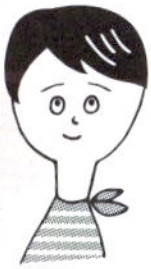

原因

1. お酒、タバコ
2. 薬の副作用
3. 膀胱の病気
   急性膀胱炎、膀胱結石、膀胱がんなど
4. 過活動膀胱(ウェットタイプ)

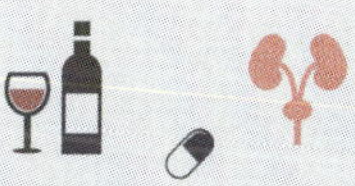

メカニズムです。その原因はいくつかあり、お酒やタバコ、薬の副作用なども考えられます。また、急性膀胱炎《きゅうせいぼうこうえん》や膀胱結石《ぼうこうけっせき》、膀胱《ぼうこう》がんなど、膀胱に何らかの病気があるときは、一時的にセッパちゃんが現れます。これらが原因の場合は、病気から回復すれば症状は出なくなります。

もう一つの過活動膀胱《かかつどうぼうこう》には、尿失禁のないドライタイプと尿失禁があるウェットタイプがあり、ドライタイプの過活動膀胱の場合は、トイレに間に合えば、普通に排尿できます。

次のページでは、ウェットタイプの過活動膀胱のケースを見ていきましょう。

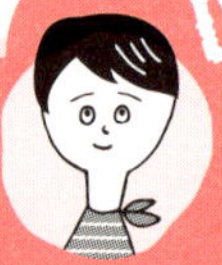

切迫性尿失禁で悩む50代女性のケース

閉経後に現れるセッパちゃん

- ◆数年前に閉経を迎えて以来、激しい尿意に襲われることが多くなった。
- ◆最近では、家に帰ってドアのカギを開けたとたんに、急に尿意が襲ってくる。
- ◆そこであわててトイレに駆け込むが、間に合わずに漏らすことがある。

セッパちゃん（切迫性尿失禁）は閉経後の女性に多く現れるのが特徴で、原因のほとんどは過活動膀胱（ウェットタイプ）によるものです。

過活動膀胱は、何らかの原因で膀胱が過敏になり、膀胱が過剰に収縮することです。

過活動膀胱の原因には、以下のようなものがあげられますが、ほとんどが❻の特発性によるものです。

❶ストレスなどの心因性によるもの
❷脳卒中《のうそっちゅう》などの脳血管障害やパーキンソン病によるもの
❸脊髄損傷《せきずいそんしょう》などの脊髄の障害によるもの
❹前立腺《ぜんりつせん》肥大《ひだい》などによる尿道閉塞《にょうどうへいそく》によるもの
❺加齢で膀胱の伸縮性が悪くなることによるもの
❻特発性（原因が特定できない症状）によるもの

過活動膀胱が原因でセッパちゃんが現れたと特定された場合は、初期であれば骨盤底筋を鍛えることで改善できるでしょう（第2章）。または、膀胱の収縮をおさえる薬や膀胱に尿を溜める容量を増やす薬を使用します（134ページ）。次のページで、過活動膀胱に当てはまるかチェックしてみましょう。

あなたは過《か》活《かつ》動《どう》膀《ぼう》胱《こう》？
症状チェック！

次の質問に答えて、過活動膀胱かどうかをチェックしてみましょう。あなたの回答に該当する点数を合計してください。

Q1

急に我慢できないほどのおしっこがしたくなったことがどのくらいある？

まったくない	0点
週1回あるかないか	1点
週1回以上	2点
1日1回程度	3点
1日2～4回	4点
1日5回以上	5点

Q2

急におしっこがしたくなり、我慢できずに漏らしたことがどのくらいある？

まったくない	0点
週1回あるかないか	1点
週1回以上	2点
1日1回程度	3点
1日2～4回	4点
1日5回以上	5点

Q3

朝起きてから夜寝るまでに、何回くらいおしっこをする？

7回以下	0点
8～14回	1点
15回以上	2点

Q4

夜に寝てから朝起きるまでに、おしっこをするために何回くらい起きた？

ない	0点
1回	1点
2回	2点
3回以上	3点

点数を合計してみましょう　　　点

結果

※Q1で2点以上あることが前提です。

3〜5点　自分で治療できるかも

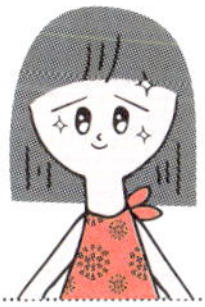

第2章の体操や98ページの膀胱訓練を試してみてください。

6〜11点　体操・訓練＋薬が有効

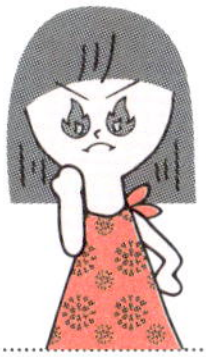

第2章の体操や98ページの膀胱訓練と合わせて、お医者さんを受診して投薬治療を受けましょう。

12〜15点　すぐにお医者さんを受診

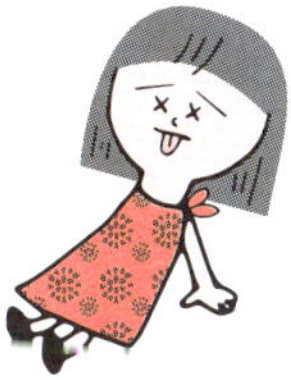

重症化しています。専門のお医者さんを受診して、治療を行いましょう。

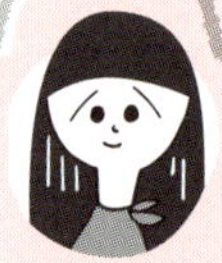

控えめなイツリちゃん（溢流性尿失禁《いつりゅうせいにょうしっきん》）

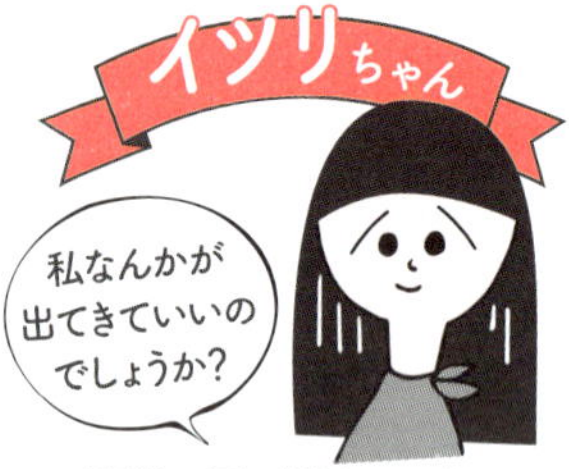
溢流性尿失禁こと
イツリちゃん
私なんかが出てきていいのでしょうか？

PROFILE

- 膀胱に尿が溜まっても、なかなか出てこない。
- ダラダラと尿が出ることがある。
- 骨盤臓器脱、前立腺肥大症の人に現れやすい。

膀胱に尿がたくさん溜まっているのに、尿の出が悪かったり、体を動かすと尿がダラダラと漏れたりする人には、イツリちゃん（溢流性尿失禁）が現れています。なかには、下腹部が張って、お腹がぽっこり出てくるといったこともあります。

このイツリちゃん、どちらかと言えば男性に多く、前立腺肥大症《ぜんりつせんひだいしょう》などの病気が原因で現れます。女性の場合は、「骨盤臓器脱《こつばんぞうきだつ》」（膀胱や子宮、

イツリちゃんはこうして現れる

膀胱に尿がいっぱい溜まる

↓

尿道や尿の出口がふさがれて、
尿が出にくい

↓

それでも尿が送られてくる

↓

尿が限界まで溜まる

↓

体を動かすなど、何らかの
刺激で尿が漏れ出す

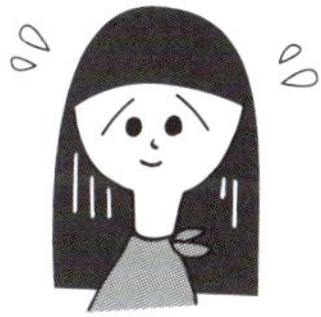

こんな人は
要注意！

- 前立腺肥大症
- 尿道狭窄症《にょうどうきょうさくしょう》
- 糖尿病
- 骨盤臓器脱（女性）

直腸などが下がって膣に出てくること）の人に多く現れます。

では、なぜイツリちゃんが現れてしまうのでしょうか？

前立腺肥大症や骨盤臓器脱の場合は、尿道が狭くなったり、尿の出口がふさがれてしまったりして、排尿が困難になります。そこに、腎臓から新たな尿が送られると、膀胱の限界を超えた分の尿が漏れ出してしまうのです。

ほうっておくと、尿漏れパッドがないと生活できなくなります。また、腎機能が低下したり、尿路感染症《にょうろかんせんしょう》などの病気を引き起こしたりするので、速やかに医師に相談しましょう。

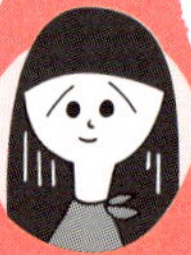

溢流性尿失禁で悩む60代女性のケース

糖尿病の人に現れるイツリちゃん

- ◆数年前に糖尿病と診断されて以来、尿が出にくいと感じるようになる。
- ◆最近は、尿がなかなか出なくなる。
- ◆体を動かすと少し漏れる。
- ◆お腹に張りを感じるようになり、よく見るとお腹がぽっこり出ているような気がする。

イツリちゃん（溢流性尿失禁）は、限界まで尿が溜まってもなかなか出ず、限界以上に尿が溜まると、増えた分がちょろちょろと出てくるという特徴があります。

イツリちゃんが現れるのには、原因となる何らかの病気があるので、それを治すことが先決です。

このケースの場合は、数年前から糖尿病ということで、それが原因と考えられます。

糖尿病によって、膀胱の感覚が鈍り、収縮力も弱まるため、排尿できずに発症します。また、膀胱が限界まで大きくなるため、外から見てもわかるくらいに下腹部がふくらんでしまいます。

ほかに、女性の場合のイツリちゃんの原因に、骨盤臓器脱があります。骨盤内にある膀胱や子宮、直腸などが膣壁と一緒に下がってきて、膣からはみ出る症状で、はみ出る臓器によって「膀胱瘤《ぼうこうりゅう》」「直腸瘤《ちょくちょうりゅう》」「子宮脱《しきゅうだつ》」などと呼ばれます。おもに、妊娠・出産時に骨盤底筋が損傷することで起こり、閉経や加齢によって顕在化します。第2章の体操や98ページの膀胱訓練で予防はできますが、重症化した場合は手術が必要になります。

フクアちゃん＋セッパちゃん＝混合性尿失禁《こんごうせいにょうしっきん》
（腹圧性尿失禁）（切迫性尿失禁）

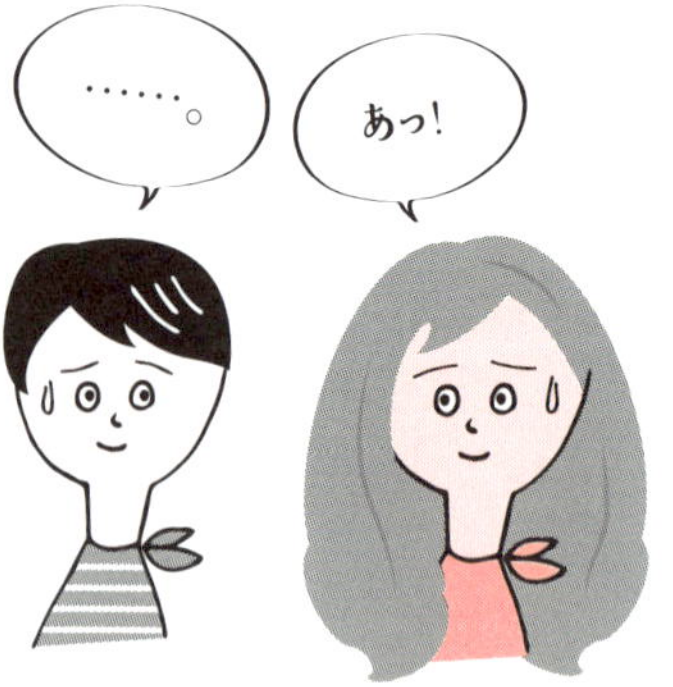

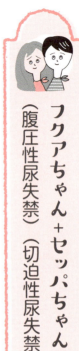

切迫性尿失禁こと
セッパちゃん

腹圧性尿失禁こと
フクアちゃん

モレルちゃんの存在に悩む人のほとんどは、フクアちゃん（腹圧性尿失禁）かセッパちゃん（切迫性尿失禁）のどちらかです。しかし、なかには、その両方が同時に現れる人もいます。混合性尿失禁は、モレルちゃんのいくつかのタイプの症状が同時に現れることを言いますが、特に多いのがフクアちゃんとセッパちゃんが同時に現れる人です。

では、混合性尿失禁になりやすい人には、どこんな人は要注意！

フクアちゃんとセッパちゃんの複合タイプ

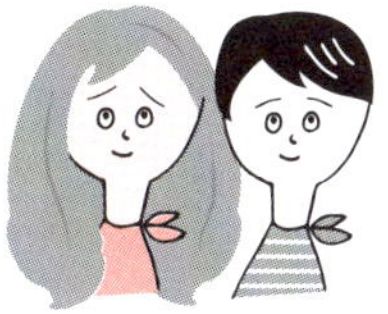

血圧が高い

糖尿病

タバコをよく吸う

運動不足

便秘がち

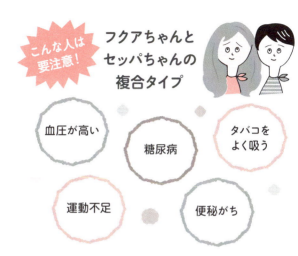

んな特徴があるのでしょうか？

- 血圧が高い人
- 糖尿病の人
- 喫煙習慣のある人
- 運動不足の人
- 便秘がちの人

どうでしょう？　心当たりのある方がたくさんいらっしゃるのではないでしょうか。

そう、フクアちゃんとセッパちゃんの混合タイプには、生活習慣が大きく関係しているのです。

つまり、生活習慣を改善することが、フクアちゃんとセッパちゃんから離れられる近道になります。

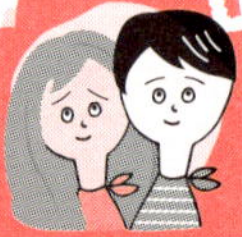

混合性尿失禁で悩む50代女性のケース

生活習慣がフクアちゃんとセッパちゃんを呼ぶ!?

◆最近、突然尿意が現れるようになり、あわててトイレに駆け込んでも、間に合わずに少し漏らす。
◆くしゃみをすると同時に、ちょっと漏らすようにもなる。
◆外出するときは、大きめの生理用ナプキンをつけるようにしている。
◆20代からヘビースモーカー。
◆最近の健康診断で血糖値が高いと指摘された。

32ページのチェックで、AとBの両方にチェックが入った人は、フクアちゃんとセッパちゃんの混合タイプと言えるでしょう。

腹圧性尿失禁の原因と切迫性尿失禁の原因との両方が、複合的になって症状が現れると考えられますが、特に注目すべきは、やはり生活習慣です。

このケースでは、20代からの喫煙習慣から抜け出せず、血糖値が高いということで、生活習慣に原因があると考えられます。

尿失禁の改善を望むなら、まずは自分の日々の生活を見直してみることからはじめましょう。適度な運動とバランスの取れた食事、禁煙など、今すぐできることはたくさんあります。また、高血圧や糖尿病などの生活習慣病が指摘されている人は、それらの解消に努めましょう。

もちろん、腹圧性尿失禁の原因である、加齢による骨盤底筋のゆるみも考えられますので、骨盤底筋を鍛えることで改善が期待できます。

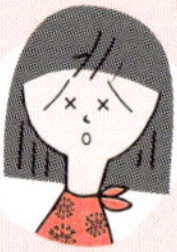

まだまだある尿トラブルのタイプ

ここでは、これまで紹介した尿失禁以外で、知っておくとよい尿トラブルのタイプについて簡単に説明します。

ストレスが原因のものや重大な疾患が原因のものなどさまざまです。思い当たる方がいれば、医師の診断を受けてください。

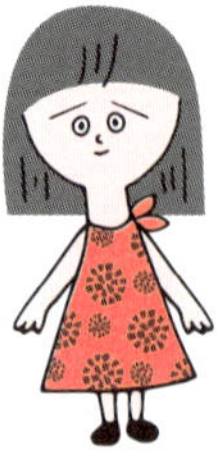

反射性尿失禁《はんしゃせいにょうしっきん》

膀胱に尿が溜まっても、脳にその情報が伝わらず、膀胱括約筋《ぼうこうかつやくきん》に刺激が加わることで、意思と関係なく尿が出てしまいます。事故などで、頸椎《けいつい》を骨折したりして起こる脊髄損傷《せきずいそんしょう》などが原因です。尿失禁の専門医による治療が必要です。

- 脊髄の損傷などが原因
- 膀胱に尿が溜まっても気づかない
- 一気に大量の尿が漏れる

尿道外尿失禁《にょうどうがいにょうしっきん》

先天性、後天性の原因によって、尿が尿道から外れて、直腸や膣などを通って体の外に出てしまうものです。

膀胱外反症《ぼうこうがいはんしょう》や尿道上裂《にょうどうじょうれつ》などの先天性の原因が考えられます。また、婦人科系の病気で手術を受けたことなどによって起こる後天性の原因があります。

- 尿が通常のルート以外から排出される
- 先天性と後天性の原因がある
- 尿路再建手術が必要

全尿失禁《ぜんにょうしっきん》

膀胱に尿が溜められなくなって、尿が出てきてしまうものです。男性は前立腺肥大《ぜんりつせんひだい》などで手術を受けた場合、女性は難産の場合などが原因で、尿道括約筋が損傷したりなくなったりした場合に起こります。

- 尿が膀胱を素通りして出てくる
- 前立腺の手術や難産がおもな原因
- 治療には人工括約筋を埋め込む手術などがある

機能性尿失禁《きのうせいにょうしっきん》

歩行障害や半身麻痺などでトイレにたどり着けずに漏らしてしまったり、尿意をうまく介護者に伝えられずに漏らしてしまったりします。認知症の場合は、トイレの場所がわからない、ごみ箱などに排尿する、などの症状があります。

- 寝たきりなどでトイレに間に合わない
- トイレではない場所に排尿する
- 自分で治すことは難しく、まわりのサポートが大事

間質性膀胱炎《かんしつせいぼうこうえん》

尿が溜まると膀胱に痛みが出たり、何度もトイレに行ったり、おしっこに行きたくなったりします（頻尿）。

原因がはっきりせず、膀胱に痛みがあっても、細菌性の膀胱炎とは違って、抗生物質などでは治りません。

- 膀胱に痛みが出る
- 抗生物質では治らない
- 原因がはっきりしない

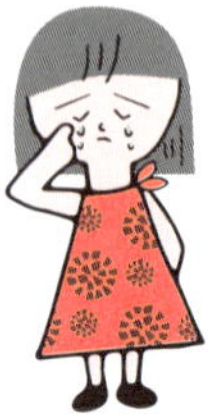

夜尿症《やにょうしょう》

夜、寝ている間に尿が無意識に漏れてしまいます。簡単に言うと「おねしょ」です。おもな原因はストレスで、出産後でホルモンバランスが崩れている人や、睡眠薬とアルコールを併用している人、睡眠時無呼吸《すいみんじむこきゅう》症候群《しょうこうぐん》の人でも起こります。

- いわゆる「おねしょ」
- おもな原因はストレス
- 出産直後の人は要注意

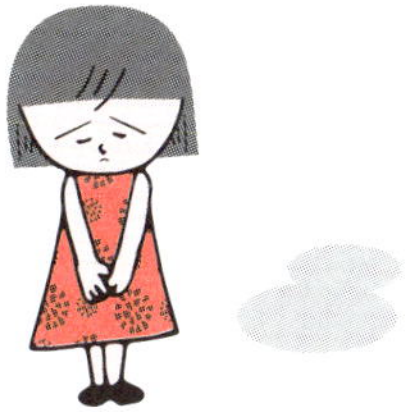

心因性《しんいんせい》（神経性《しんけいせい》）頻尿《ひんにょう》

尿漏れではないのですが、検査をしても膀胱などに異常がないのに、急に尿意が現れたり、頻繁にトイレに行ったりします。緊張や不安などの極度のストレスがおもな原因なので、精神安定剤などを病院で処方してもらいましょう。

- 急にトイレが近くなる
- 検査をしても泌尿器に異常がない
- 極度のストレスが原因

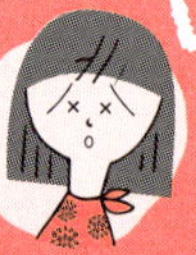

夜尿症で悩む40代女性のケース

ストレスがあるとトイレが近くなる!?

- 最近、待望の赤ちゃんを出産した。
- それ以来、夜におねしょをするようになってしまう。
- おねしょと言っても、子どものようにふとんに地図を描くほどではない。
- 夜中に突然目が覚めて、あわてて下着を確認すると少し漏れている。

夜尿症とは、就寝中に無意識に尿が漏れてしまう、いわゆる「おねしょ」で、その原因はさまざまあります。

まずは、このケースのように、出産直後に漏れるようになった場合です。出産後であれば、腹圧性尿失禁（34ページ）や溢流性尿失禁（44ページ）が原因の場合もありますが、そうでない場合はホルモンバランスの崩れが原因です。婦人科のお医者さんに相談したほうがいいでしょう。

ほかにも、睡眠障害で睡眠薬を常用している人や、睡眠時無呼吸症候群《すいみんじむこきゅうしょうこうぐん》の人なども要注意です。特に、睡眠薬をアルコールと一緒に飲むと、漏らしやすくなります。それらの場合は、睡眠の質を改善するように努め、睡眠時無呼吸症候群の人は治療しましょう。

そして、成人が夜尿症になる最大の原因は「ストレス」です。もしストレスに思い当たる場合は、そのストレスの原因を取り払うことが先決です。なるべくストレスにさらされない生活を心がけましょう。また、夜に水分を摂るのを控えたり、就寝時に体を冷やさないようにしたりすることも効果的です。

モレルちゃんのつぶやき

筋力のゆるみに
お酒やタバコ、ストレス…
私はいろんなことが原因で
現れまーす

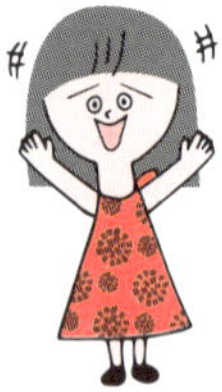

第2章

おうちでできる！尿漏れストップ体操

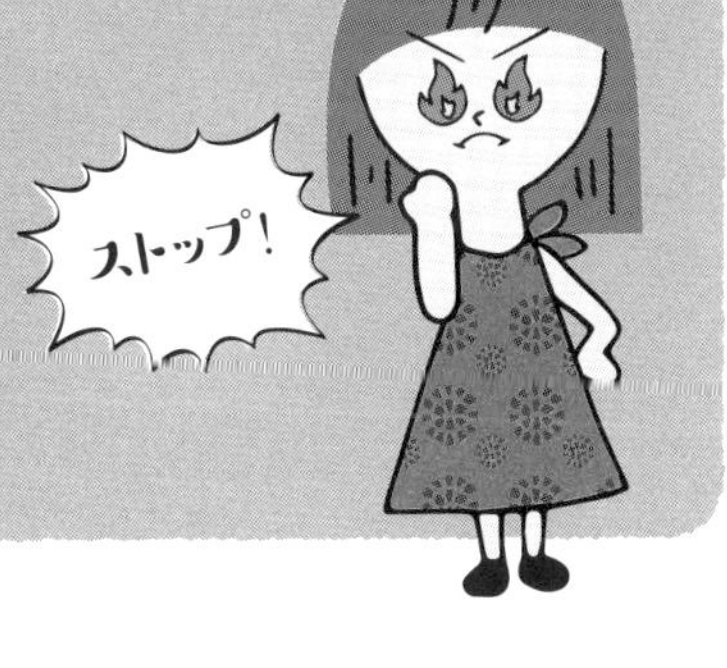

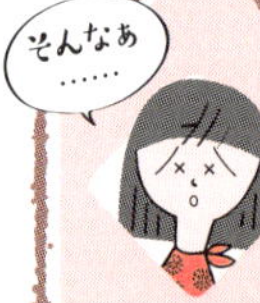

モレルちゃんとサヨナラしたい！

フクアちゃんとセッパちゃんなら、自分で治すことも可能です！

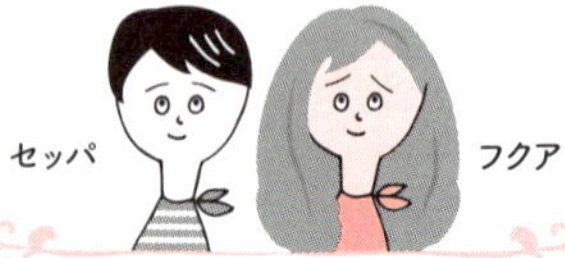

第1章でも出てきましたが、モレルちゃんに悩む人の多くは、フクアちゃん（腹圧性尿失禁）かセッパちゃん（切迫性尿失禁）のどちらか、あるいは両方に該当する人たちです。

「恥ずかしいので、病院には行きたくない……」と思っているみなさん。フクアちゃんかセッパちゃんであれば、病院に行かなくても、自分で治すことが可能な方がたくさんいます。

では、どんなモレルちゃんなら、自分で治す

自分で治せるモレルちゃんの種類は？

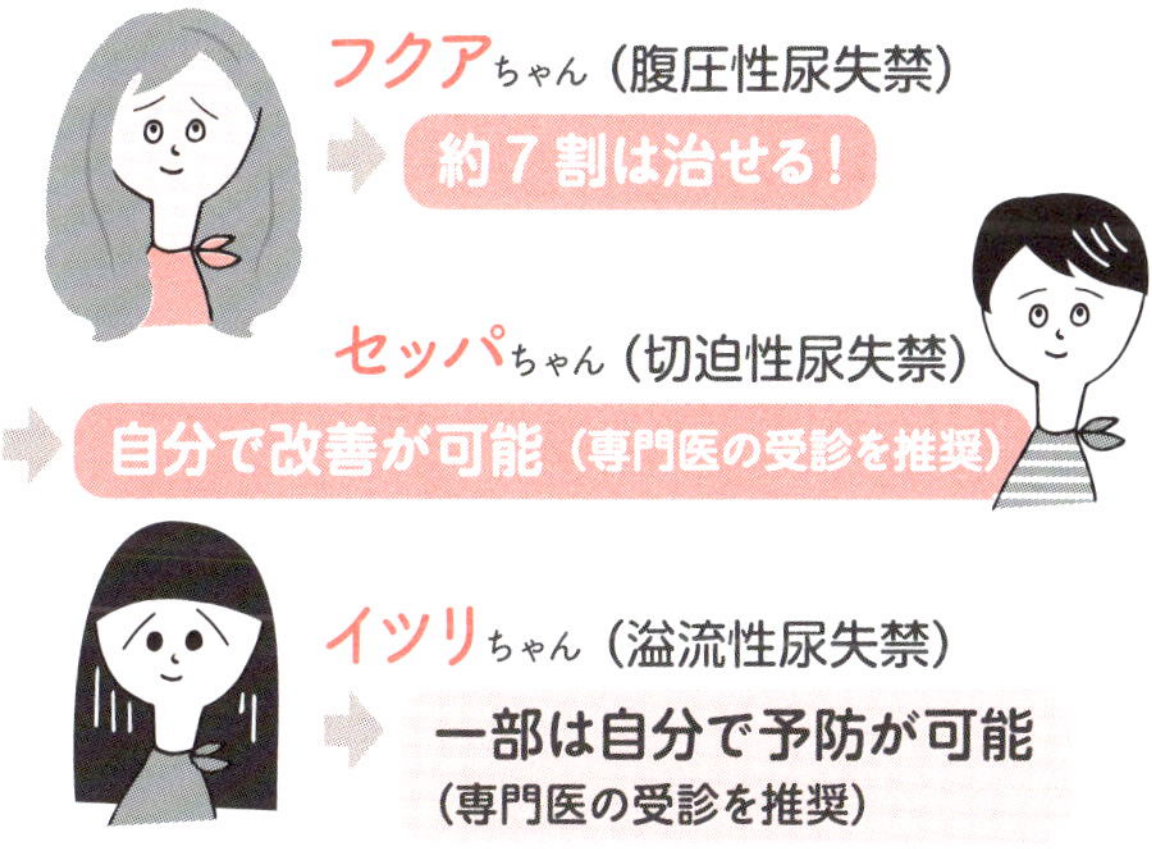

フクアちゃん（腹圧性尿失禁）
約7割は治せる！
セッパちゃん（切迫性尿失禁）
自分で改善が可能（専門医の受診を推奨）
イツリちゃん（溢流性尿失禁）
一部は自分で予防が可能
（専門医の受診を推奨）

ことができるのでしょうか？

それは、第1章でも紹介した、「骨盤底筋」のゆるみが原因の場合です。

第1章のYes・Noチャートなどで、フクアちゃんと診断された人は、軽度・中等度（第4章）であれば自分で治すことができます。

また、セッパちゃんやイツリちゃん（溢流性尿失禁）の場合でも、改善や予防が期待できます。もちろん、医師に相談するのが先決ですが、試しに自分で治してみるということも可能です。

モレルちゃんとサヨナラすることは、そんなに難しいことではないのです。

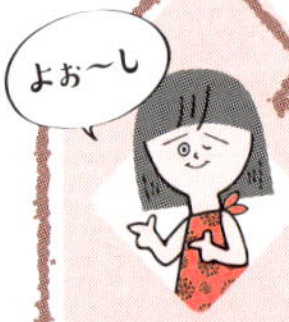

【準備編】実際にはじめてみましょう！

座ってても、立ってても、どちらでもOK！まずはリラックスしましょう。

骨盤底筋のゆるみが原因のモレルちゃんは、骨盤底筋を鍛えれば治ります。

ここからは、骨盤底筋を鍛える体操をお教えいたしますが、その前に準備運動として体をリラックスさせましょう。

まずは、体の力を抜きます。座っていても、立っていても結構です。大きく深呼吸をしてみましょう。あるいは、全身に思い切りグッと力を入れ、そこから力を抜くやり方でもOKです。

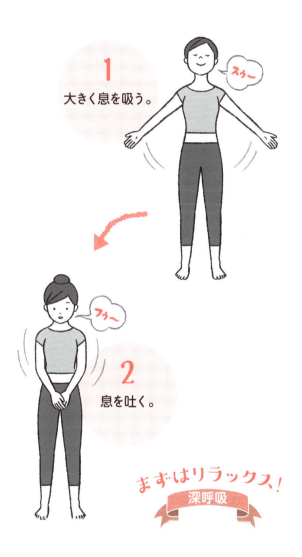

まずはリラックス！
深呼吸

1

大きく息を吸う。

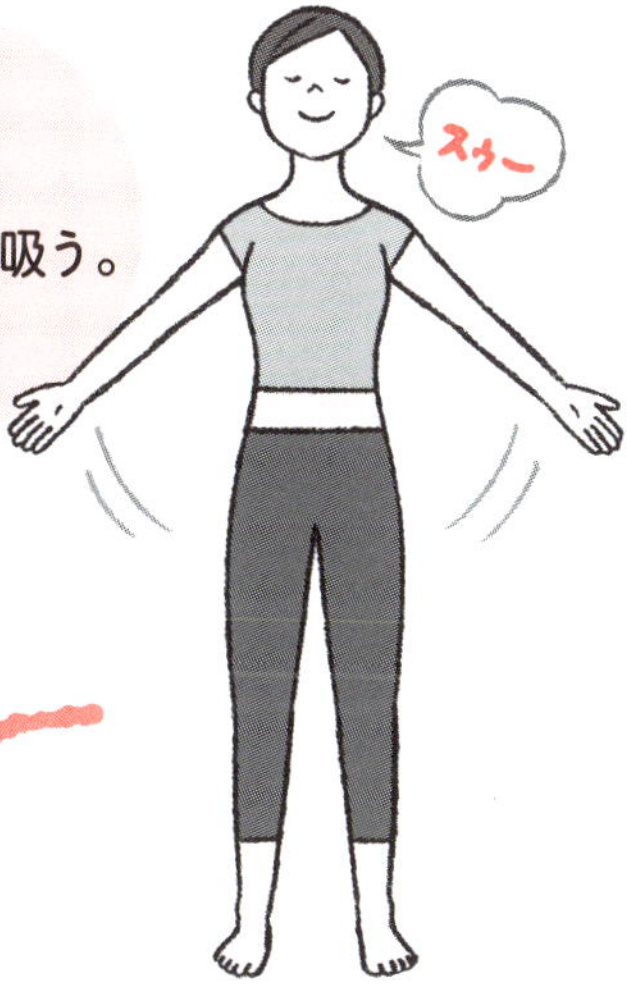

2

息を吐く。

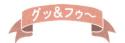

グッ&フゥ〜

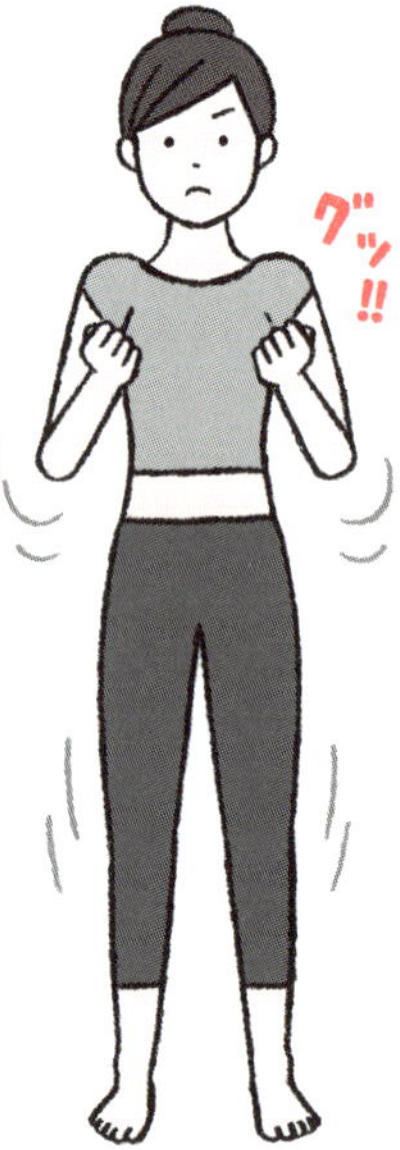

1

全身に思い切り
力を入れる。

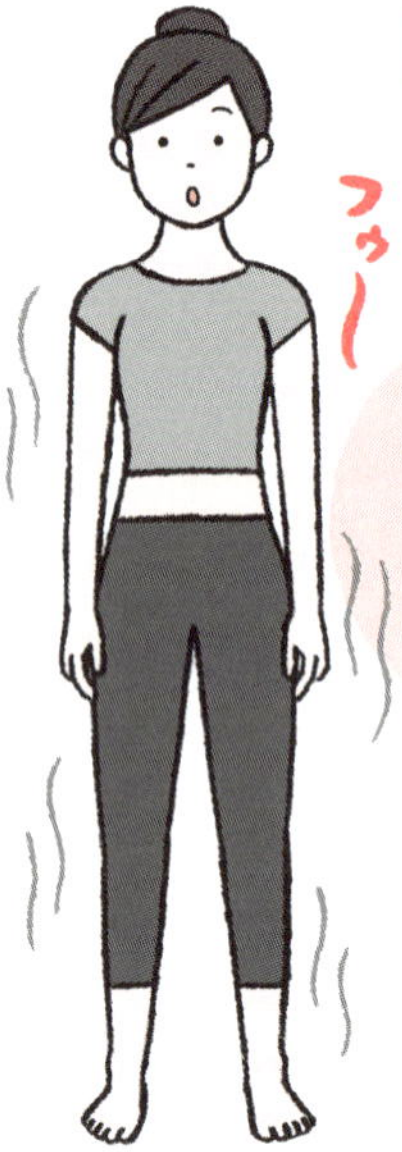

2

力を抜く。

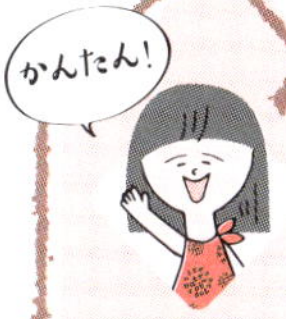

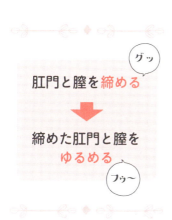

【基本編】基本の動きは「グッ」&「フゥ〜」

グッ

肛門と膣を締める

↓

締めた肛門と膣をゆるめる

フゥ〜

いよいよ「尿漏れストップ体操」のはじまりです。

基本的なやり方を覚えていただくために、ここでは立って行います。慣れてくれば、立っていても、座っていても結構です。

まず、足を肩幅に開いて、背筋を伸ばします。体の力は抜いたままです。

次に、肛門と膣をグッと締め、5秒間キープします。キープしたらゆっくりと5秒くらいかけてゆるめます。これを10回くり返して1セットとなります。

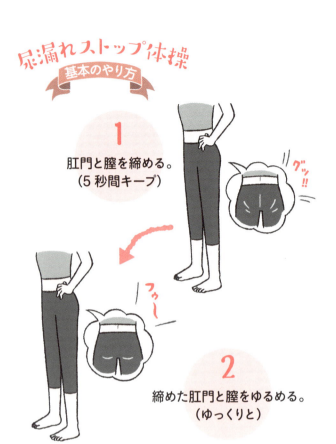

尿漏れストップ体操
基本のやり方

1

肛門と膣を締める。
（5 秒間キープ）

2

締めた肛門と膣をゆるめる。
（ゆっくりと）

※これを 10 回くり返し、1 セットとする。

Point

「肛門と膣を締める」と言っても、感覚がわからないという人は、トイレに行ったときに、おしっこを途中で止めてみましょう。おしっこが止まったり、勢いが弱くなったりすれば OK。そのときの感覚が「肛門と膣を締める」感覚です。

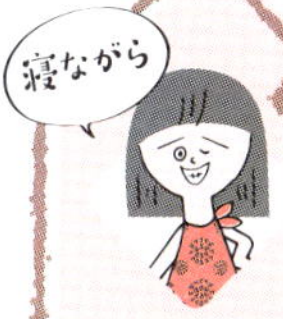

【応用編①】

ヌクヌクのおふとんの上で！寝たまま体操

ふとんに入って眠りにつく前に、あるいは、朝起きてふとんから出る前に行います。朝のほうがリラックスしているのでおすすめです。

ふとんの上であお向けに寝て、少し足を開き、ひざを立てます。次に、肛門と膣をギューっと締めて、5秒間キープして、ゆっくりとゆるめます。これを10回くり返します。

ふとんの上で、**あお向けに寝る**

↓

肛門と膣を**締める**　ギュー

↓

締めた肛門と膣を**ゆるめる**　ダラ〜

朝起きる前、夜寝る前に最適！

1

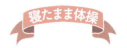

ふとんの上で、
あお向けに寝る。

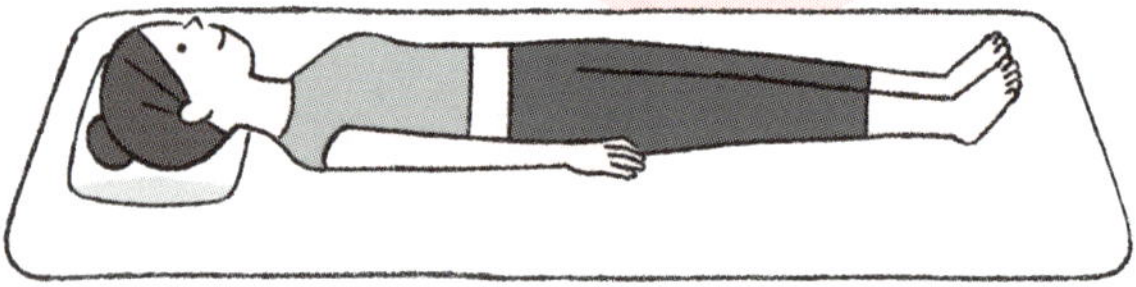

2

少し足を開いて、ひざを立てる。
肛門と膣を締めたら5秒間キープ。

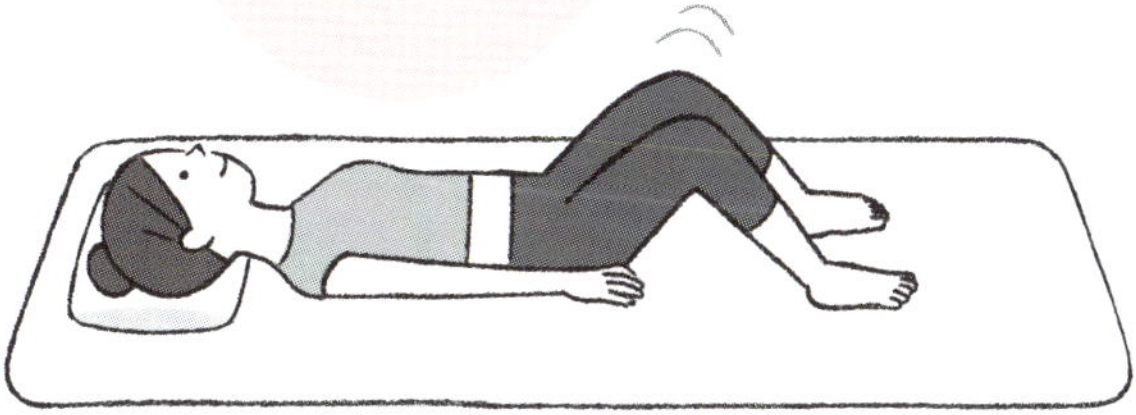

3

5秒たったら、ゆっくり力を抜く。
これを10回くり返す。

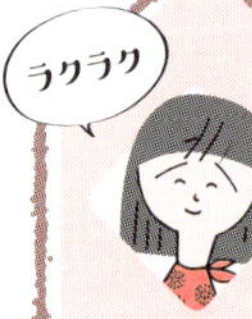

【応用編②】お気に入りの雑誌などを置いて！読みながら体操

家でくつろいでいるとき、なんとなくうつぶせで新聞や本を読んだり、テレビを見たりしていませんか？　その時間を活用しましょう。

両ひじをついた状態で、四つん這いになります。ひじの下にざぶとんなどを敷くといいでしょう。

次に、ひじを立て、肛門と膣をグッと5秒間締めて、ゆっくりとゆるめます。これを10回くり返します。

ひじをついた形で、
四つん這いになる

↓

肛門と膣を**締める**（グッ）

↓

締めた肛門と膣を**ゆるめる**（フゥ〜）

新聞や本を読みながら、テレビを見ながらでOK！

読みながら体操

1

両ひじをついた状態で、
四つん這いになる。

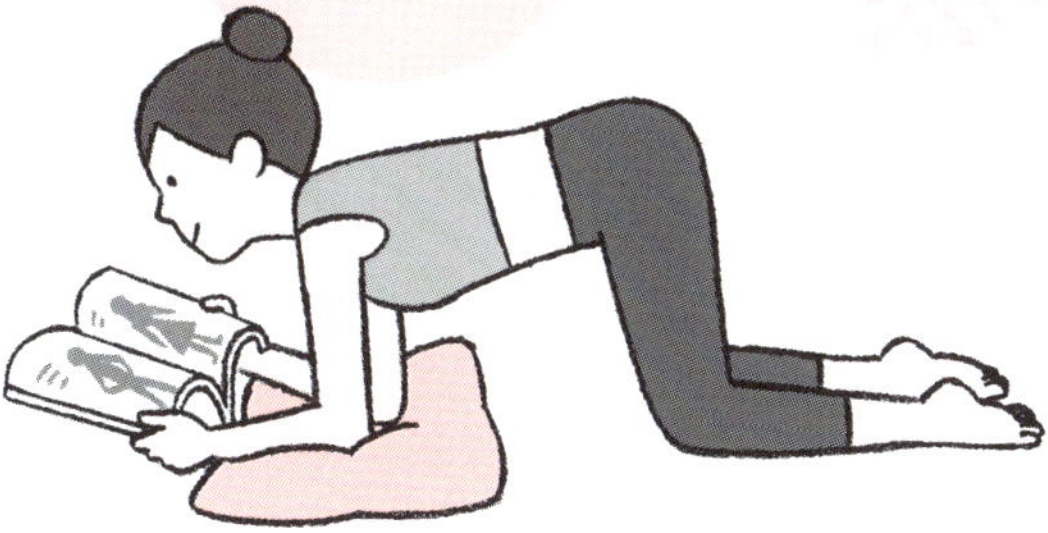

2

少し足を開いて、ひじを立てる。
肛門と膣を締めたら 5 秒間キープ。

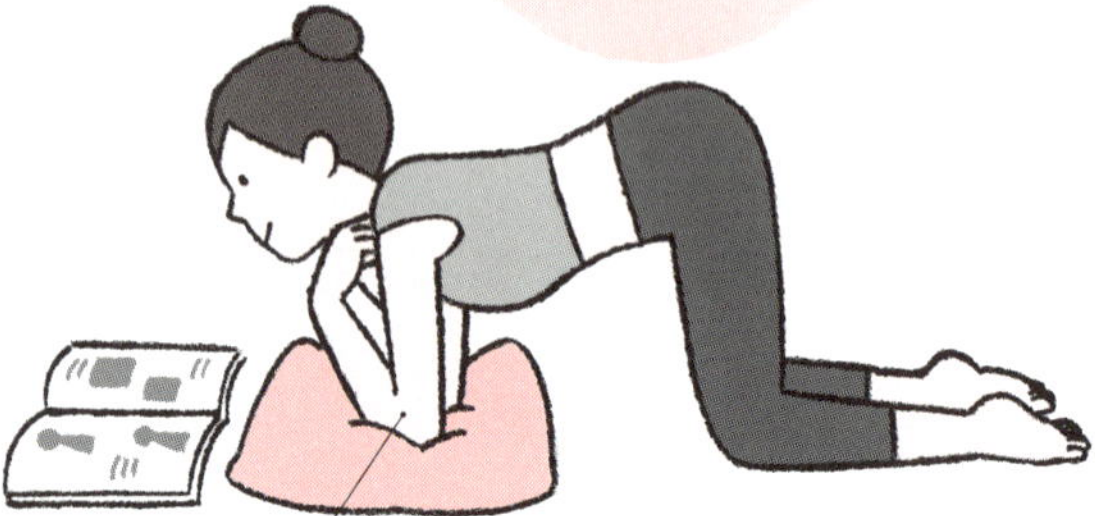

3

5 秒たったら、ゆっくり力を抜く。
これを 10 回くり返す。

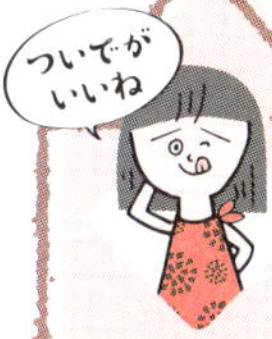

【応用編③】仕事をしながら！ついでに体操

何か作業をしている合間に、テーブルや流し台、机などがあればできます。テーブルをゴシゴシ拭きながら……というのはいかがでしょうか？

まずは、足を少し開いて、テーブルなどに手をつき、体重を前に移動して前傾姿勢になります。そのまま、肛門と膣をグッと締めた状態で5秒間キープ。その後、5秒間かけてゆっくりとゆるめます。これを10回くり返しましょう。

テーブルや机に手をついて、前傾姿勢に

↓

肛門と膣を**締める**（グッ）

↓

締めた肛門と膣を**ゆるめる**（フゥ〜）

台所やオフィスなど、手をつくところがあればOK！

ついでに体操

1

足を開いて、
テーブルなどの前に立つ。

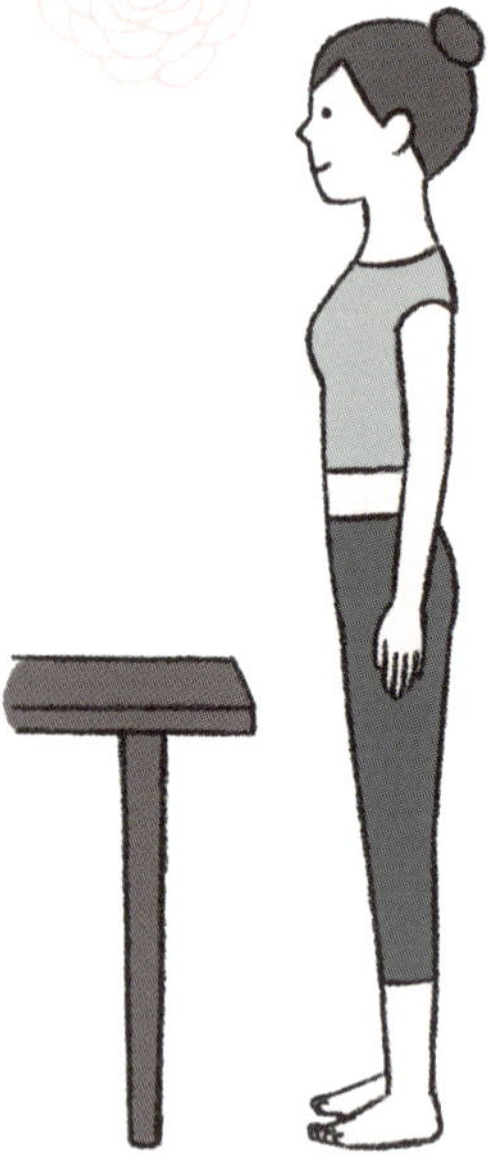

2

テーブルに手をついて
前傾姿勢に。
肛門と膣を締めたら
5秒間キープ。

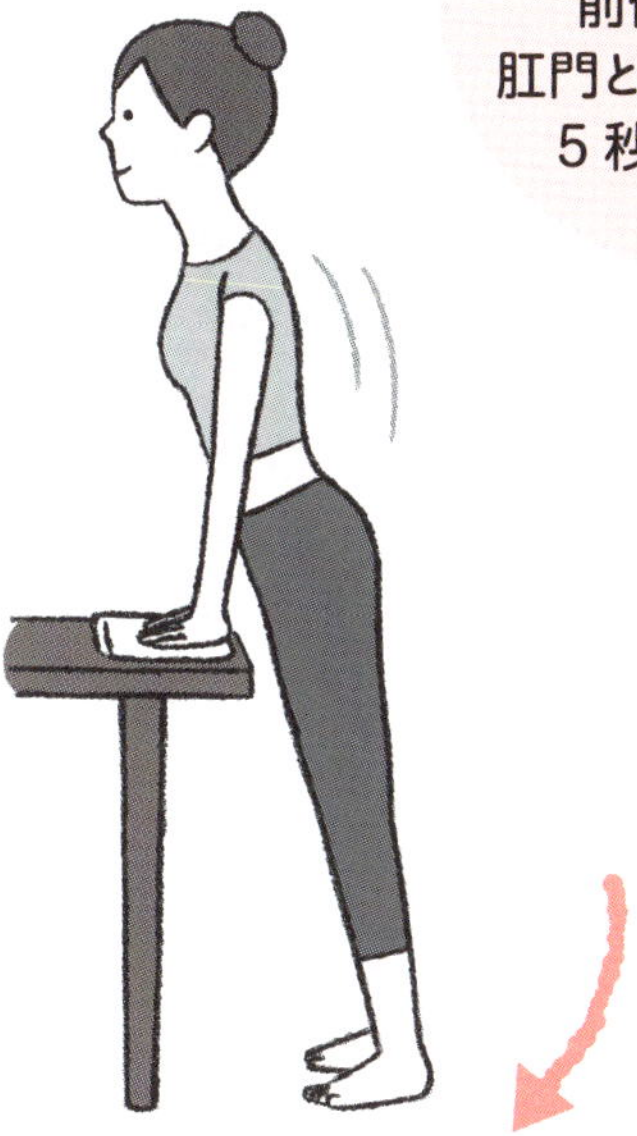

3

5秒たったら、ゆっくり力を抜く。
これを10回くり返す。

【応用編④】イスに座って楽な姿勢で！リラックス腰かけ体操

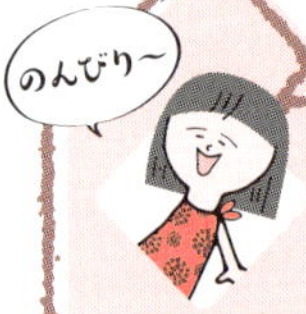

家や会社のなかで、電車内で、病院の待合室で……、いろいろな場面でイスに座りながらできます。

まずは、イスに座り、楽な姿勢でリラックスします。

その状態のまま、肛門と膣をグッと締めた状態で5秒間キープします。その後、5秒間かけてゆっくりとゆるめましょう。

これを10回くり返します。

イスに座ってリラックス

↓

肛門と膣を締める　グッ

↓

締めた肛門と膣をゆるめる　フゥ〜

電車のなかでも簡単にできます！

リラックス腰かけ体操

1

イスに座って、
楽な姿勢で
リラックスします。

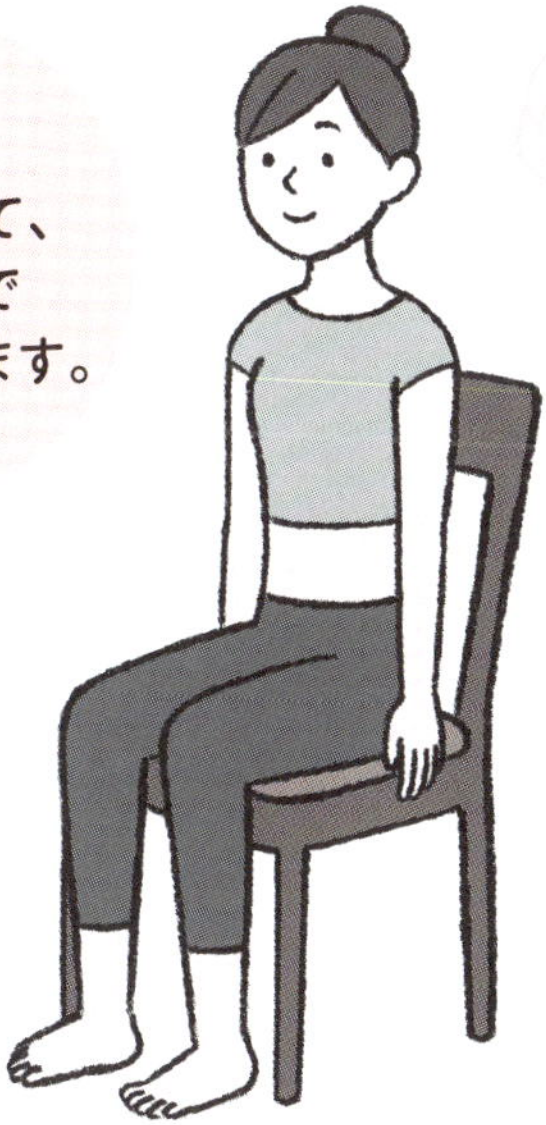

2

この状態で肛門と膣を締めたら
５秒間キープ。
その後、ゆっくり力を抜く。
これを 10 回くり返す。

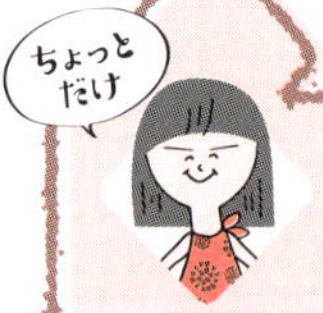

毎日の暮らしに体操を取り入れましょう

「尿漏れストップ体操」は、最低3週間は毎日続けてください。「3週間？　そんなのムリ！」という人は、日々の生活のなかで、習慣づけてしまいましょう。

たとえば、朝起きたらふとんの上で「寝たまま体操」、通勤電車やバスのなかで座れたら「リラックス腰かけ体操」、新聞を読みながら「読みながら体操」……などのように、日々の行動に合わせて、体操を取り入れるのがいいでしょう。

「尿漏れストップ体操」は
3週間続けると
効果が出はじめます。

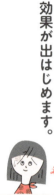

1日の体操スケジュール例

専業主婦の場合

07:00 起床。ふとんの上で
寝たまま体操を10回(67ページ)

09:00 新聞を読みながら
読みながら体操を10回(70ページ)

11:00 昼食の支度をしながら
ついでに体操を10回(73ページ)

15:00 テレビを見ながら
リラックス腰かけ体操を10回(76ページ)

17:00 夕食の支度をしながら
ついでに体操を10回(73ページ)

これで1日50回！

働いている人の場合

06:00 起床。ふとんの上で
寝たまま体操を10回(67ページ)

07:30 通勤の電車・バスのなかで
リラックス腰かけ体操を10回(76ページ)

10:00 仕事中についでに体操を10回(73ページ)

12:00 昼食を食べながら
リラックス腰かけ体操を10回(76ページ)

18:00 通勤中に立ったままついでに体操※
を10回(73ページ)

これで1日50回！

※吊革につかまったときは「ついでに体操」(体勢が違っていても OK)を実践してみましょう。

フクアちゃんには 肥満や便秘を解消するのが効果的！

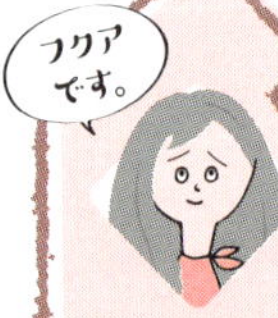

肥満や便秘の人には、フクアちゃんが現れやすくなる!?

フクアちゃん（腹圧性尿失禁）に悩む人のなかには、肥満の方もたくさんいらっしゃいます。お腹や腰まわりに脂肪が溜まっていると、膀胱を圧迫して、フクアちゃんが現れるというわけです。また、膀胱は体の下のほうにありますが、そこに脂肪がのしかかる形となり、膀胱が下がってしまうと、フクアちゃんはどんどん成長します。

つまり、肥満気味の人は、骨盤底筋を鍛える

肥満や便秘はフクアちゃんが現れる原因に!

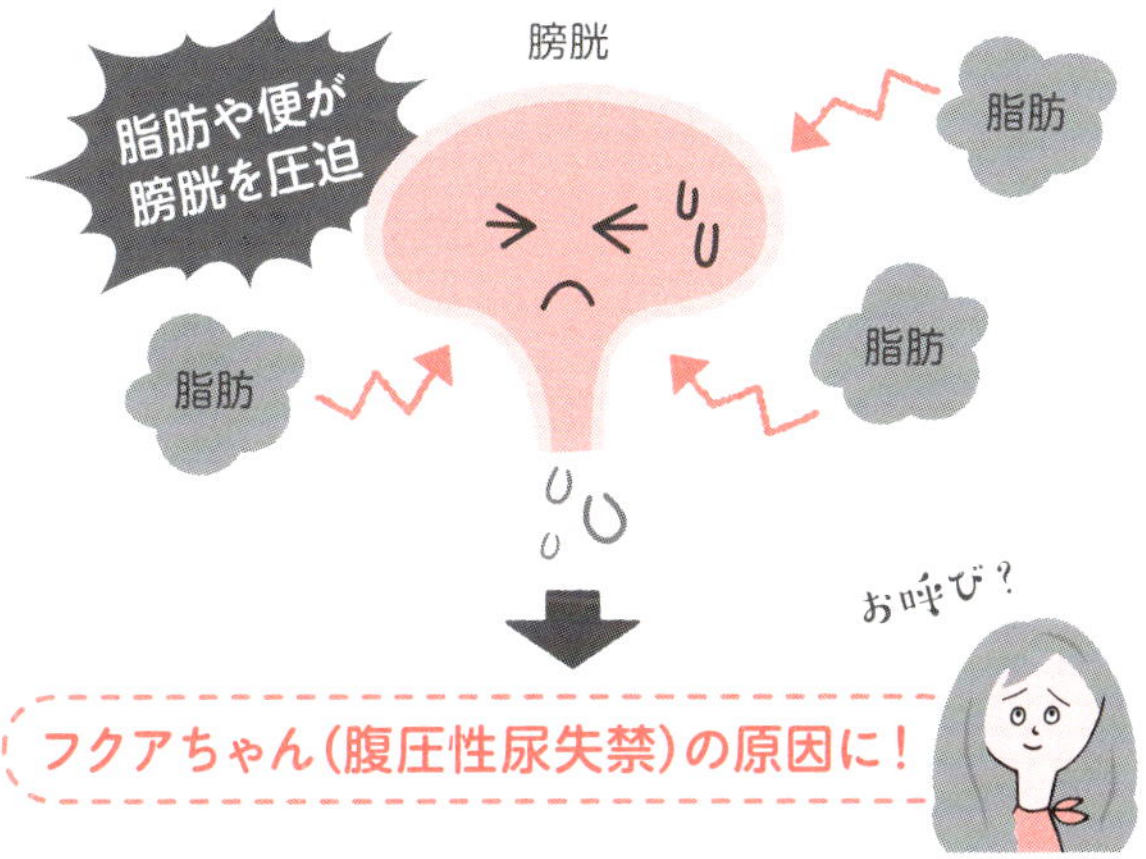

のと同時に、ダイエットも行わないと効果が出にくいのです。

しかし、ダイエットと言っても、食事を制限したり、むやみな運動をしたりするとかえって危険。特に、中高年はひざや腰を痛めやすいもの。カルシウムや水分、鉄分が不足するのもNGです。

フクアちゃんに効果的なダイエットは、お腹と腰の筋肉を鍛える体操です。しかも、腰を痛めず、無理なく続けられるものがいいでしょう。

また、便秘も溜まった便が膀胱を圧迫するので、フクアちゃんが現れる原因となります。お腹と腰の筋肉を鍛えることで、便を押し出す力が強くなって便秘解消になります。

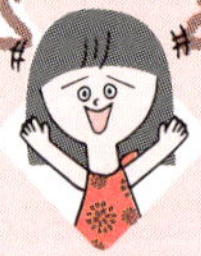

【発展編①】うつぶせの姿勢でラクラク！ バッタのポーズ体操

うつぶせになって両手を広げる

↓

両手、両足を床から浮かせる

ふとんのなかでもできます！

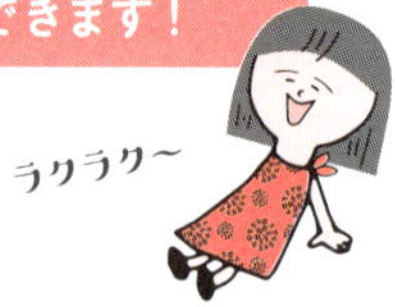

バッタのようなポーズになって行う体操で、腰に負担がかからず背筋が鍛えられます。ふとんのなかでも、テレビを見ながらでもできます。

まずうつぶせになって、両手を左右に広げます。次に、両手・両足を持ち上げて床から浮かせます。

この状態で4～5秒キープして、両手・両足を下ろします。これを1回として、1日に25回程度行いましょう。

バッタのポーズ体操

1

うつぶせになって、
両手を左右に広げる。

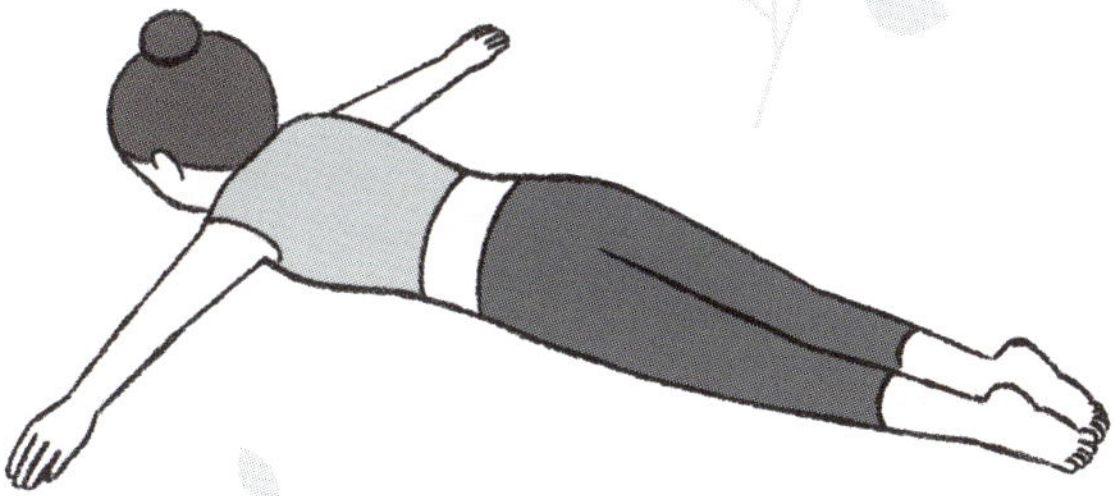

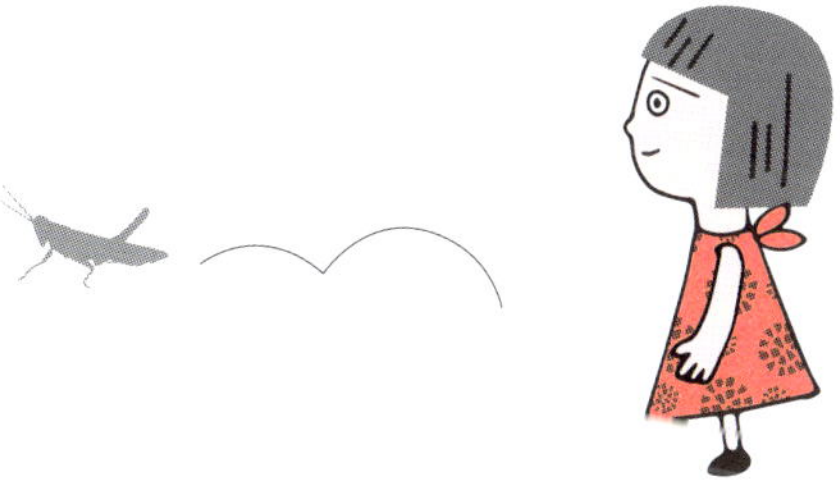

2

両手・両足を持ち上げ、
床から浮かせて
4～5秒キープして、下ろす。

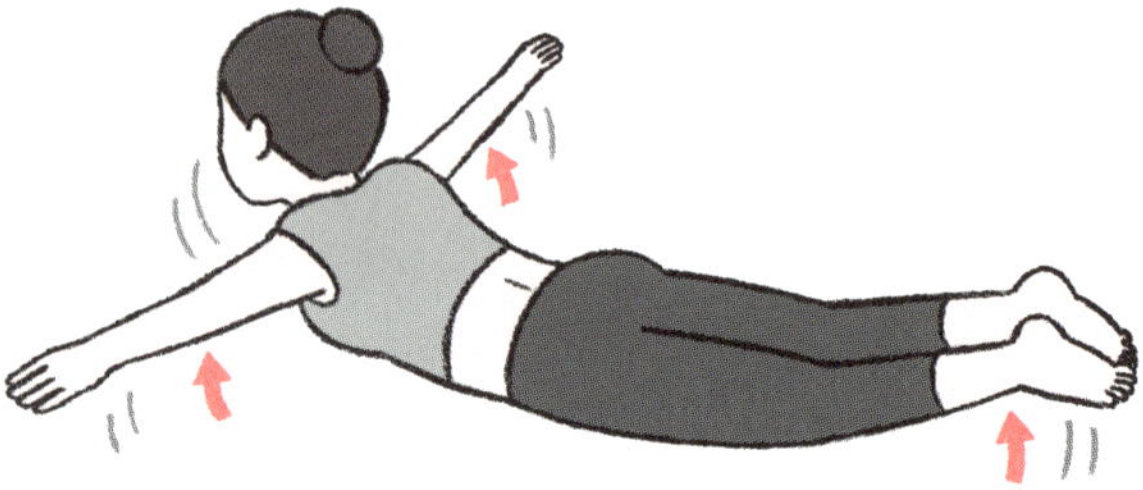

※これで1回、1日25回行う。
何回かに分けてもよい（無理はしない）。

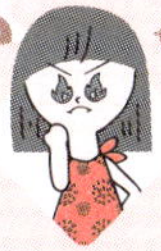

【発展編②】あお向けの姿勢で腰を上げて！ 橋のポーズ体操

あお向けになって両ひざを立てる

↓

腰を床から浮かせる

腰痛持ちの人は要注意！

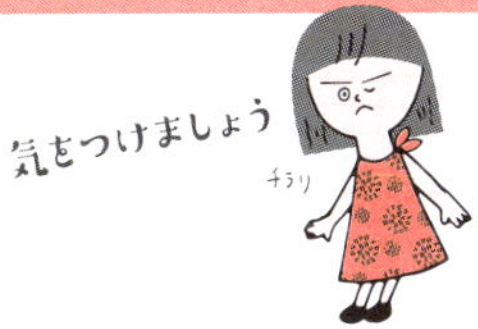

腰を持ち上げて、背筋を鍛える体操です。ただ、先ほどのバッタのポーズよりは腰に負担がかかるので、腰痛持ちの人などは、バッタのポーズをおすすめします。

まずあお向けになって、両ひざを立てます。次に、腰を持ち上げます。

この状態で4〜5秒キープして、腰を下ろします。これを1回として、1日に25回程度行いましょう。

橋のポーズ体操

1

**あお向けになって、
両ひざを立てる。**

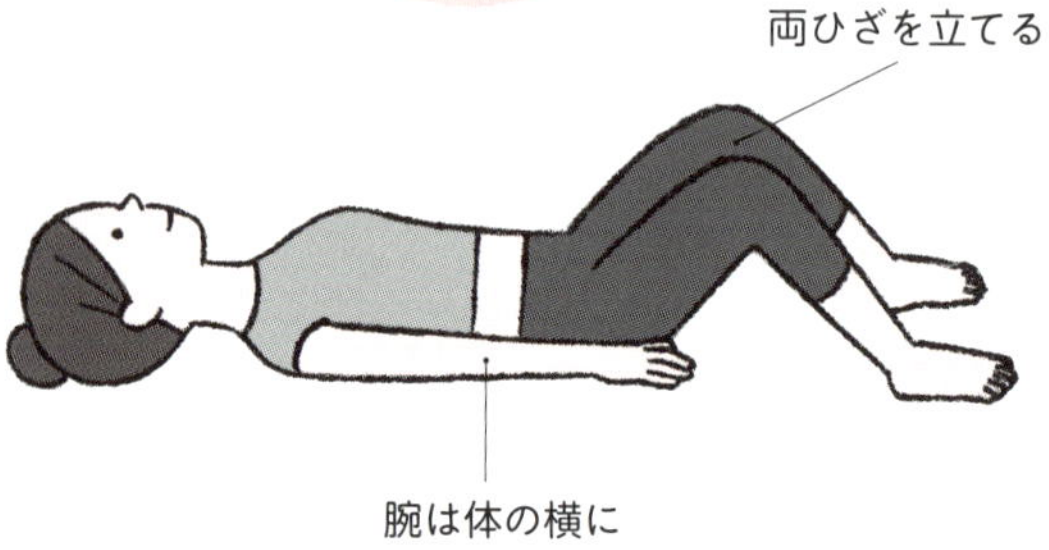

2

腰を持ち上げ、
床から浮かせ、
4～5秒キープして
下ろす。

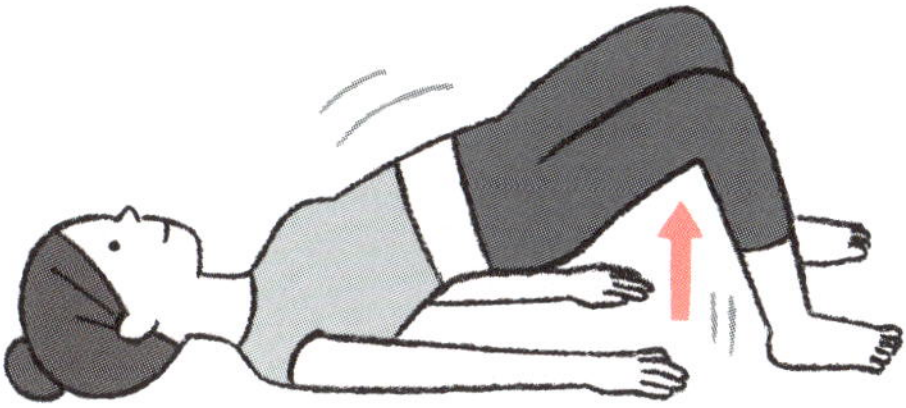

※これで1回、1日25回行う。
　何回かに分けてもよい（無理はしない）。

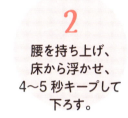

【発展編③】腹筋運動の簡単バージョン！
ラクラク腹筋体操

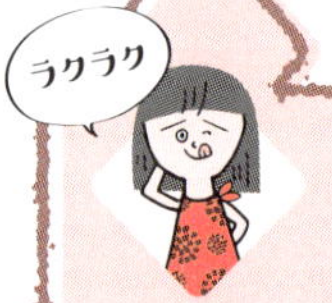

腹筋を鍛える運動と言えば、あお向けになって上半身を起こすのがポピュラーです。しかし、この体操は腰に大きな負担をかけるので、中高年のみなさんにはあまりよくありません。

そこで、腰への負担が少ないこの体操をおすすめします。

あお向けになって、ひざを曲げて胸のほうに引き寄せ、ひざをピーンと伸ばします。これを1日25回程度行いましょう。

あお向けになる

↓

ひざを曲げて、胸に引き寄せる

↓

足を浮かせたまま、
ひざを伸ばす

**腰への負担が少ないので
おすすめ**

ラクラク腹筋体操

1
あお向けになる。

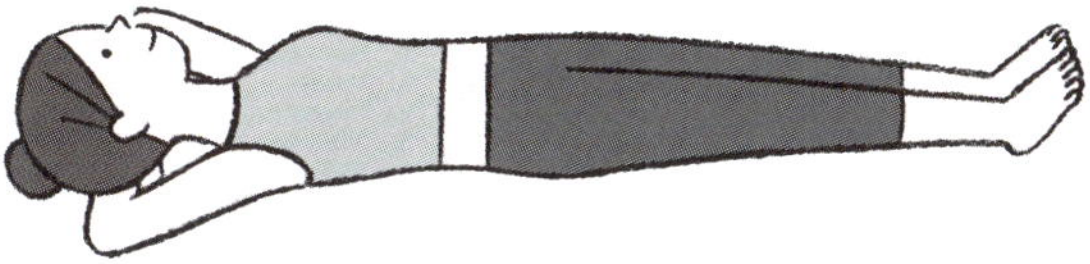

2

ひざを曲げて、
胸に向かって引き寄せる。

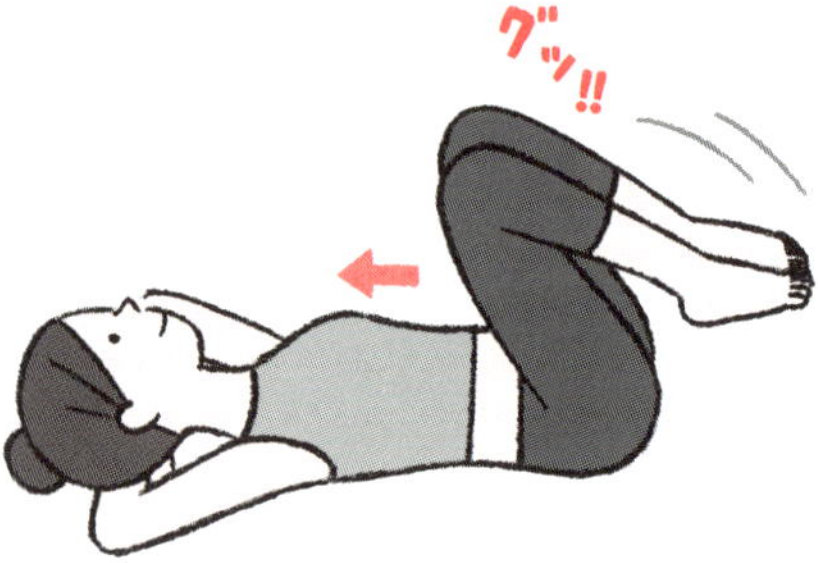

3
足を浮かせたまま、ひざをピーンと伸ばす。

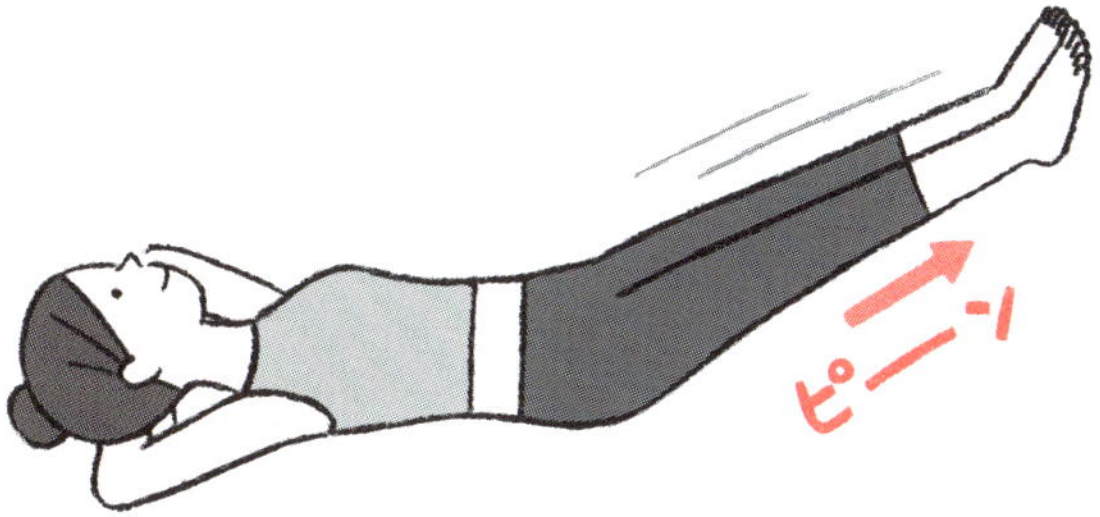

※これで1回、1日25回行う（無理はしない）。

体操を続けるためのさまざまな工夫

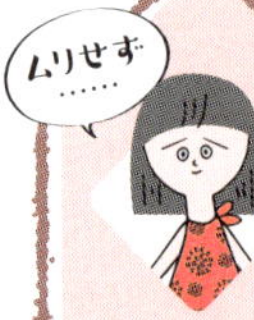

毎日続けるためのポイントは、

目標を立てる

＋

記録をつけ、
忘れない工夫をする

「尿漏れストップ体操」も、背筋・腹筋の体操も、最低3週間続けることで効果が現れてきます。

そこまで続けられれば、毎日の習慣として定着し、長く続けられるようになるはずです。

しかし、どうしても3週間続けられない人のために、さまざまな工夫を伝授しましょう。手帳かカレンダーを一つ用意してください。

体操を続ける工夫

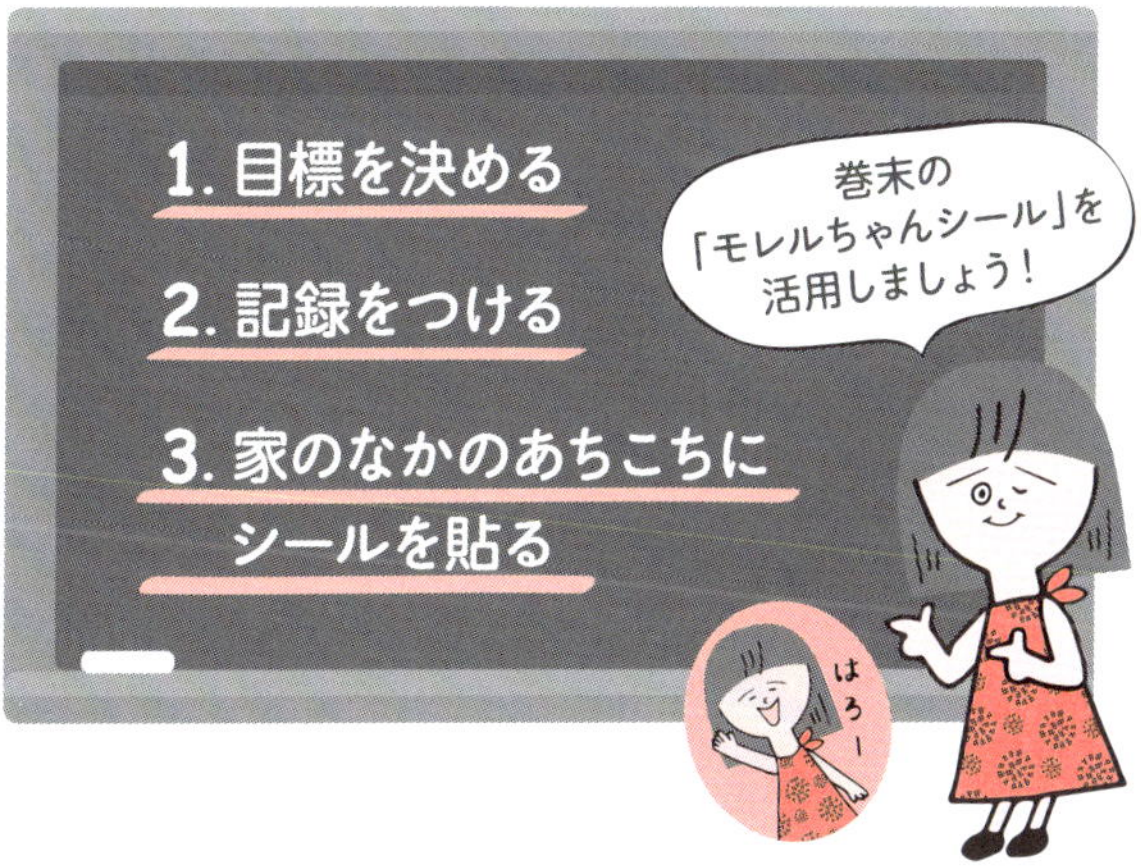

❶目標を決める

体操の成果が出て、モレルちゃんとサヨナラできたら何をしたいかを書き出してみましょう。体操をし忘れた日に読み返して、再度がんばる糧《かて》にします。

❷記録をつける

毎日、何時にどれだけ体操をしたか、カレンダー（手帳でも可）に書き込みましょう。毎日の成果が見えると、やりがいにもつながります。

❸家のなかのあちこちにシールを貼る

テレビのリモコンやスマートフォンなどにシールを貼って、それを見たら体操をするというルールを決めます。シールを見るたびに思い出すので、忘れません。ぜひ、巻末の「モレルちゃんシール」を活用してください。

出産後にモレルちゃんが現れた人は要注意！

出産後、すぐに「尿漏れストップ体操」をするのはＮＧ！ １カ月ほど間をあけましょう。

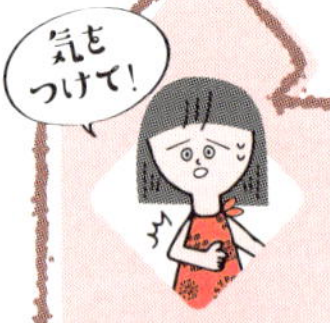

「尿漏れストップ体操」は、誰にでも簡単にできるというメリットがあります。しかし、出産後にモレルちゃんが現れた人には注意が必要です。

モレルちゃんに悩む女性の多くは、出産が尿漏れの起こるきっかけになっています。それは、赤ちゃんが産道を通るときに、骨盤底筋がダメージを受けやすいからです（36ページ）。若いうちは筋力もあるので症状が出なかったとし

出産後、すぐに「尿漏れストップ体操」や背筋・腹筋の体操をするのは危険！

なぜ？
骨盤底筋のダメージがさらに大きくなる

どうするの？
出産後1カ月は骨盤底筋を休ませる

step1

1カ月後 **尿漏れストップ体操** を開始

step2

さらに半月後に **背筋・腹筋の体操** を開始

ても、年齢とともにモレルちゃんが現れることがあります。

そこで、若いうちに「尿漏れストップ体操」で予防しておくのが有効です。しかし、出産後すぐに体操をすると、骨盤底筋のダメージが逆に大きくなってしまいます。

出産後は、骨盤底筋の炎症が落ち着くまで、１カ月程度は休ませてから、体操をはじめましょう。

出産後すぐに、お腹の脂肪を気にしてダイエットをはじめる人がいますが、それはとても危険です。出産１カ月後から「尿漏れストップ体操」をはじめて、半月ほどしてから背筋・腹筋の体操をはじめるのがいいでしょう。

モレルちゃんのつぶやき

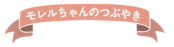

何事も三日坊主の人は、
私となかなかサヨナラ
できないらしいですよ…

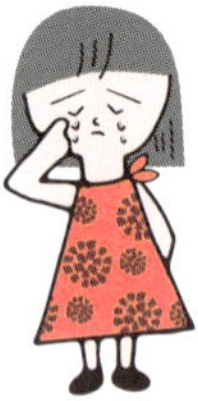

第3章

日常生活から変えよう!
快尿のヒント

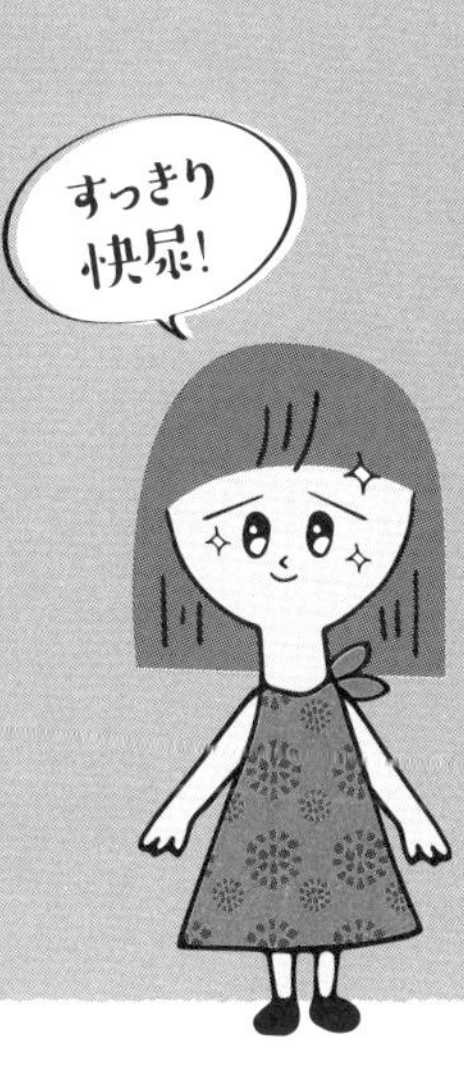

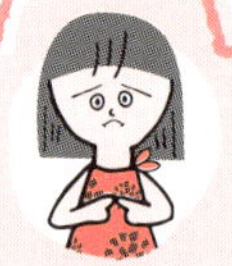

ちょっとの我慢で、快尿が手に入る？

**セッパちゃんは
我慢に弱い。
膀胱を大きくして、
たくさん溜められるように
しましょう！**

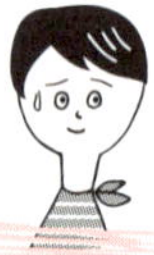

セッパちゃん（切迫性尿失禁）に悩む人のなかで、過活動膀胱が原因の場合は、漏れることを心配して、何度もトイレに行ってしまい「頻尿」になりがちです。

そこで試していただきたいのが、「膀胱訓練」です。

「訓練」と聞けば、大変なトレーニングを想像されるかも知れませんが、実際はとても簡単。「おしっこを我慢する」だけです。排尿を我慢

「膀胱訓練」の注意

はじめのうちは、いつでもトイレに行ける場所で行い、外出時は避ける

漏れるのが心配な人は、尿漏れパッドをつける

重度の過活動膀胱、切迫性尿失禁の人は避ける

前立腺肥大、細菌性の膀胱炎、排尿時に痛みを感じる人は、まず医師に相談する

漏らしたことがトラウマやストレスになっている人は避けたほうがよい

投薬治療と「尿漏れストップ体操」も併用すればなおよい

することで、膀胱に溜められる尿の量が増え、トイレに行く回数を減らせます。

まず、最初にやってきた尿意（150㎖ほど溜まった状態）で、余裕があれば我慢します。本や新聞を読んだり、テレビを見たりすれば、気が紛れて尿意がなくなってくるので、そこから再び尿意がやってくるまで待ちます。

次に2回目の尿意が来たら、ここでトイレに行きます。この時点で300㎖くらい溜まって、尿意もかなり強くなっているはずです（上の注意を参照）。

すぐに効果が出なくても、3カ月くらい続けると、400㎖くらいは溜められるようになります（個人差があります）。なお、絶対に無理をしないようにしてください。

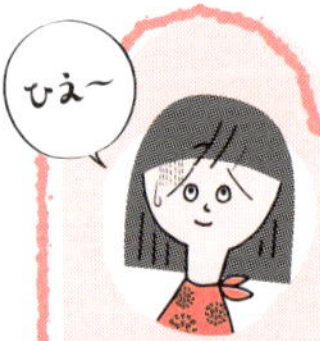

冷えを解消して、モレルちゃんとサヨナラ

体の冷えは、尿漏れや頻尿の原因に。正しい入浴法を実践して、冷えを解消しましょう。

モレルちゃんや頻尿に悩む人のなかには、冷え性の人も少なくないようです。「体が冷えるとトイレが近くなる」というのは、多くの人が実感しているのではないでしょうか。冷えを解消することで、モレルちゃんとサヨナラしてしまいましょう。

冷えを解消するのに最適なのは、何と言ってもお風呂です。日ごろシャワーで済ませている人はいませんか？　湯船にしっかり浸かって、

簡単！ぽかぽか！おすすめ入浴法

❶ 入浴前にコップ1杯の水を飲む

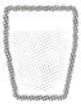

❷ 40～42度のお湯に浸かる（1～2分）

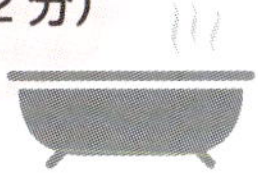

❸ 浴槽から出て、シャワーで足に水をかける（10～20秒）

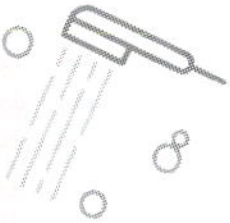

❹ ❷～❸を数回くり返す（最後は❸で終わること）

体をあたためましょう。
ただ、熱すぎるお湯はNG。40～42度くらいの少しぬるめのお湯に浸かるのがベストです。

まず、入浴前にコップ1杯の水を飲んで、浴槽に1～2分浸かります。そこで、いったん浴槽から出て、シャワーで足に水を10～20秒ほどかけるのがポイントです。これを数回くり返すことで、体が芯からあたたまります。

また、寝る1～2時間前にお風呂に入るのがいいでしょう。入浴後、1～2時間たったころに眠気がやってきて、気持ちよく眠れるはずです。なるべく下半身を冷やさないようにして眠りましょう。

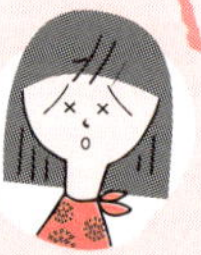

モレルちゃんを呼ぶ食べ物とは？遠ざける食べ物とは？

膀胱を刺激しやすい食べ物を避け、腎臓をいたわり、冷えを防ぐ食べ物を食べましょう。

モレルちゃんに悩んでいる人は、食事面も大事です。とはいえ、必要以上に気づかう必要はありません。基本的には、栄養バランスのよい食事を心がければ大丈夫です。

特に、尿をつくる腎臓をいたわる食材や体をあたためるもの、膀胱の粘膜を保護する食材を意識的に摂ることをおすすめします（左上の図参照）。

腎臓や膀胱をいたわると考えられる食材

- 大豆
- ショウガ
- ニンニク
- ゴボウ
- ネギ
- ギンナン
- レンコン
- カボチャ

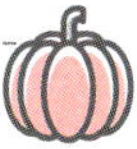

尿漏れと頻尿を引き起こしやすい食材

- 柑橘類
- カリウムを多く含むもの
- カフェインを多く含むもの
- お酒
- 辛いもの
- 塩辛いもの

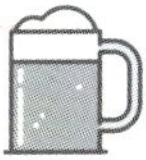

一方、気をつけないといけない食材もあります。それは、膀胱の粘膜を刺激しやすい食材です。

たとえば、レモンやみかん、グレープフルーツなどの柑橘類は、その酸味が膀胱を刺激しやすいのです。酸味がなくても、スイカやナシなどのカリウムを多く含む食材も、利尿作用があるので注意が必要です。利尿作用と言えば、カフェインやお酒の摂りすぎも禁物です。

また、辛いものも膀胱を刺激するので、控えめに。塩辛いものは摂りすぎると腎臓に悪影響を与えますし、高血圧などの生活習慣病を引き起こすので、控えたほうがいいでしょう。体の冷えにもつながりますので、冷たいものの摂りすぎにも注意しましょう。

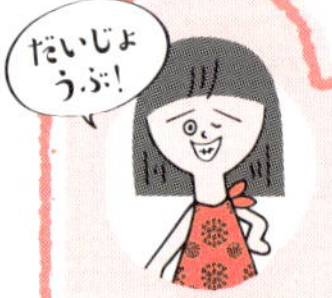

水分を上手に摂ればモレルちゃんは怖くない

水分は、摂りすぎても、少なすぎてもNG！ポイントは「点滴飲み」。

みなさんのなかで、「モレルちゃんが怖いから、普段水分をあまり摂らない」という方はいらっしゃいませんか？

もちろん、水分の摂りすぎはモレルちゃんや頻尿の原因になるのですが、摂らないのもよくありません。本来、尿は弱酸性なのですが、水分が少ないと尿が濃くなって、酸性が強くなってしまいます。そうすると、酸が膀胱を刺激してしまい、尿意を感じやすくなるのです。ま

水分を摂らないと……

尿が濃くなる、酸性が強くなる	水分不足になる
▼	▼
膀胱が刺激され、かえって尿意を生む	熱中症、膀胱炎の原因になる

▼

しかし、一度にたくさん摂っても体外に出るだけ

▼

点滴飲み（少しずつ、こまめに）

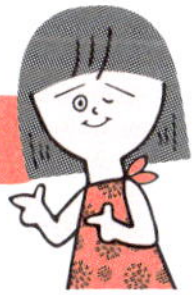

た、熱中症や膀胱炎を引き起こす可能性もあります。

人には、１日に必要な水分量があり、食事で摂る分や体内でつくられる分をのぞけば、１２００〜２０００㎖くらいの水分を摂らなければいけません（年齢や体重によって異なります）。

しかし、１２００㎖必要だからと言って一度にたくさんの水を飲んでも、その時点で不要な水分が尿になって、体の外に出てしまいます。

上手な水分の摂り方は、少しずつ、こまめに摂る「点滴飲み」がおすすめ。冷たい水は体を冷やしますので、常温の水や白湯（50〜60度くらいのお湯）がいいでしょう。

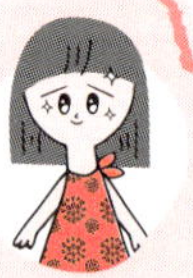

モレルちゃんが好きな飲み物とは？

カフェイン、カリウム、アルコールは利尿作用があるので注意！何事も飲みすぎは禁物です。

先ほど、常温の水や白湯がいいとお伝えしましたが、逆に飲まないほうがいい飲み物は何だと思いますか？

多くの人が、コーヒーやビールをあげるのではないでしょうか？　確かに、それらは飲むとおしっこが近くなるイメージがありますね。

コーヒーに含まれるカフェインには、利尿作用があります。カフェインは緑茶や紅茶、最近話題の「エナジードリンク」にも大量に含まれ

カフェインが多い飲み物

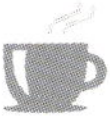

- コーヒー
- 緑茶
- 紅茶
- ウーロン茶
- コーラ
- 栄養ドリンク
- エナジードリンク
（リフレッシュや気分向上を目的とした清涼飲料水）

カリウムが多い飲み物

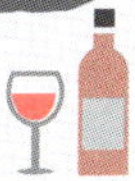

- ビール
- ワイン
- オレンジジュース
- パイナップルジュース
- トマトジュース
- 野菜ジュース
- 玉露
- 豆乳

ています。近年、コーヒーに抗がん作用、緑茶のカテキンに抗酸化作用や整腸作用があると言われていますが、モレルちゃんや頻尿に関して言えば、避けたほうがいい飲み物です。

アルコール自体にも利尿作用がありますが、特にビールにはカリウム（103ページ）もたくさん含まれていますので、相乗作用で尿意がさらに強くなります。さらに冷えたビールは、体を冷やしてしまいます。つまり、モレルちゃんにとって、ビールは大好物なのです。

同じ飲むのなら、カフェインの含まれていない麦茶、カリウムの少ない日本酒、焼酎、ブランデー、ウイスキーなどを適量楽しむのがいいでしょう。

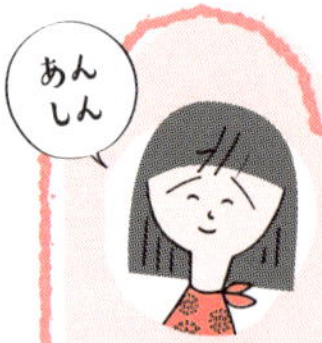

薬局で買える！モレルちゃん対策の漢方薬とは？

どうしても医療機関を受診できない人へ、「困ったときの漢方薬だのみ」でモレルちゃんとさようなら。

第2章の体操を実践しても、モレルちゃんに対処し切れない場合は、医療機関を受診されることをおすすめします。しかし、みなさんのなかには、「仕事が忙しくて時間がない」「勇気を出して受診する心の整理がついていない」という人もいらっしゃるでしょう。

もちろん、時間をつくって、勇気を出して病院に行ったほうがいいのですが、ここではとりあえず対症療法的な対策として、街の薬局で買

モレルちゃんに効果的な漢方薬

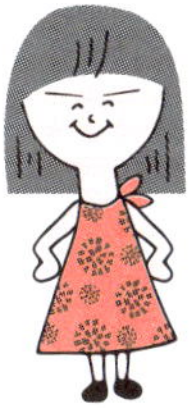

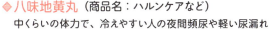

◆猪苓湯と四物湯の組み合わせ

中くらいの体格で、皮膚が乾きやすい人の
慢性膀胱炎や切迫性尿失禁

◆清心蓮子飲（商品名：ユリナールなど）

胃腸が弱くやせ型の人の頻尿、残尿感、排尿痛

◆八味地黄丸（商品名：ハルンケアなど）

中くらいの体力で、冷えやすい人の夜間頻尿や軽い尿漏れ

注意！
ここでは簡単に効能を説明していますが、使用にあたっては、薬剤師に相談の上、使用上の注意をよく読んで、用法・用量を守ってください。

える漢方薬をご紹介しましょう。

まず医師が処方する漢方薬に「猪苓湯合四物《チョレイトウゴウシモツ》湯《トウ》」というのがあります。これは、中くらいの体格で、皮膚が乾きやすい人で、慢性膀胱炎《まんせいぼうこうえん》や切迫性尿失禁が続いている場合に効果があります。市販薬では、猪苓湯《チョレイトウ》が単独で排尿痛や頻尿の薬として売られています。

「清心蓮子飲《セイシンレンシイン》」は胃腸が弱くやせ型の人の頻尿、残尿感、排尿痛に効果があります。市販薬では「ユリナール」としても売られています。

「八味地黄丸《ハチミジオウガン》」は、中くらいの体力で、冷えやすい人の夜間頻尿や軽い尿漏れに効果があります。市販薬では「ハルンケア」としても売られています。

モレルちゃんのつぶやき

でも、アルコールとか、
カフェインとか、
そんな簡単に
やめられないですよねぇ

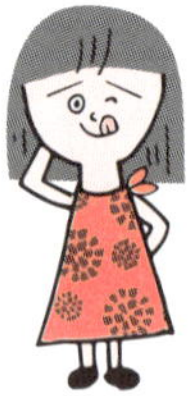

第4章

モレルちゃんを観察しよう

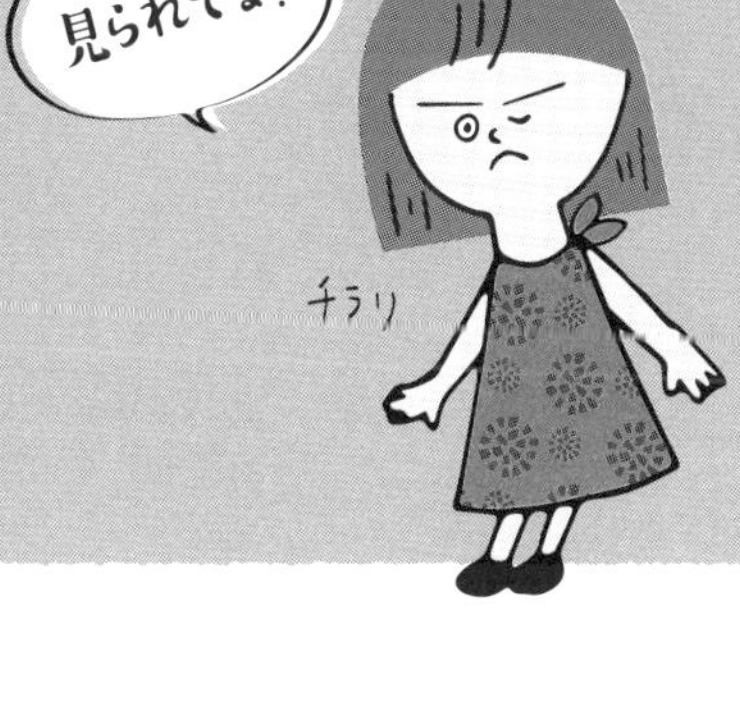

「2日間排尿チェックシート」を使って、日ごろの状態を知りましょう

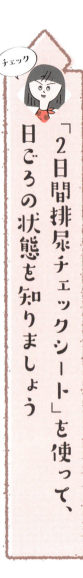

2日間排尿チェックシートをつけると、自分の排尿の状況を「見える化」できます！

ここまで、「尿漏れストップ体操」や背筋・腹筋の体操、膀胱訓練、食事など、さまざまなモレルちゃん対策をお伝えしてきました。なかには、すでに実践されている方もいらっしゃるでしょう。

しかし、効果を実感している方もいれば、効果があるのかないのかわからない、という方もいると思います。

また、自分の排尿の状況を客観的に確認でき

みなさんは知っていますか？

- 1日あたりの排尿量
- 1日あたりの排尿のためにトイレに行く回数

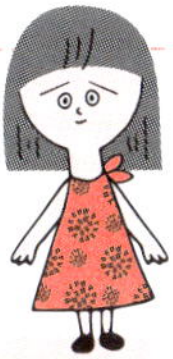

これが ⇩ わかると

メリット1
自分の排尿の状況を「見える化」できる！

メリット2
さまざまなモレルちゃん対策の効果が実感できる！

⇩

2日間排尿チェックシートをつけましょう！

ず、第1章のチャートやチェックリストの質問に答えられなかった方もいらっしゃるでしょう。

そこでおすすめするのが、「2日間排尿チェックシート」をつけることです。これは、「排尿日誌」と呼ばれるもので、24時間の排尿状況を記録します。尿失禁で泌尿器科を受診される患者さんは、医師からすすめられることがあります。

これをつけると、毎日の排尿回数がわかりますし、毎日どれくらいの量を排尿しているかもわかります。つまり、たった2日間で自分の排尿の状況を「見える化」することができるのです。それによって、モレルちゃん対策の効果がわかります。

具体的な方法は、次のページからご説明しましょう。

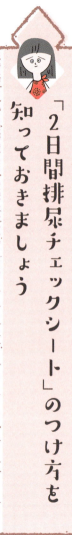

「2日間排尿チェックシート」のつけ方を知っておきましょう

おしっこの量を量って記録するだけ。今日からでもすぐにはじめられます！

「2日間排尿チェックシート」をつけるのに、特別な道具は必要ありません。記録するためのシート（１５６ページ）と尿を測る計量カップがあればＯＫです。

トイレで排尿した際に、計量カップで量を量り、時刻と一緒にシートに記録していきます。その際、尿意があったかどうか、出にくかったかどうか、尿失禁したかどうか、尿失禁した場合はだいたいの量とそのときの様子なども一緒

排尿チェックシートをつけるのに必要なもの

◆記録するためのシート
（156 ページのシートをコピーして使ってください）

◆500 mℓくらい量れる計量カップ
➡計量カップをトイレ内の手の届きやすい
場所に置いておきましょう！

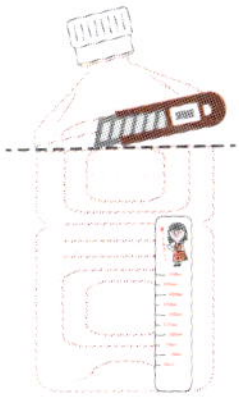

※料理用の計量カップを使うのは抵抗がある……
という人はペットボトルで OK！
1ℓのペットボトル（角型）の上部を切り落とし、側面の一番下側に、巻末の目盛りシールを貼ればできあがり！

注意！ 排尿時、ペットボトルの切り口にご注意ください。

に記入しましょう。

記録をはじめるのは、朝いちばんでなくても構いません。記録をはじめた時刻をスタートとし、そこから24時間を１日として記録します。

尿の量を量る計量カップは、５００mℓくらい量れる大きさのものがいいのですが、市販のものを使わなくても、ペットボトルなどを使って自作してもＯＫです。巻末の「ペットボトル計量カップ用目盛りシール」を活用してください。外出時や尿失禁をした場合など、量を正確に量れない場合はだいたいで構いません。

記入例を次のページに載せていますので、参考にしてください。

❼どんな水分を摂ったかを書く

❻我慢したかどうかをチェック

〇〇年△月×日　(●日目)

❶日付と何日目の記録かを明記

…の有無	我慢の有無	備考
		9時に排尿後開始。
	○	
○		咳をしたとき
		寝る前
		寝ていた。トイレに行く
		寝ていた。トイレに行く
		起床してすぐトイレに

❸開始時刻を必ず記入
(そこから24時間とする)

❽尿失禁をしたときは、そのときの様子も書く
(例：大笑いをした、くしゃみをした、重いものを持った)

❸尿失禁があったら、時刻やだいたいの量、そのときの様子(間に合わなかった、くしゃみをした、など)を必ず記録する。

❹記入開始時刻を1日のスタートとし、そこから24時間を1日目、さらに24時間を2日目とする。

❺外出時は、だいたいの量でOK
（できれば外出しない日がおすすめ）

❹排尿した場所を記入

❷排尿した時刻と尿の量を記入

2日間排尿チェックシート

回数	時刻	尿量（mℓ）	場所	飲み
1	10：30	200	自宅・外	お茶
2	12：45	❺ 200	自宅・外	
3	14：00	400	自宅・外	
4	16：00	350	自宅・外	コーヒー
5	18：30	250	自宅・外	
6	19：55	180	自宅・外	
7	20：50	80	自宅・外	
8	22：55	120	自宅・外	
9	0：00	80	自宅・外	
10	3：15	150	自宅・外	
11	5：30	300	自宅・外	
12	6：30	100	自宅・外	
13	8：45	250	自宅・外	
14	：		自宅・外	
		合計 13回 2660 mℓ		

❾１日が終わったら、排尿回数、尿量の合計を記録

書き方のポイント

❶トイレに行くたびに、尿の量を計量カップで量る。10mℓ単位で記入（厳密でなくてもよい）。

❷排尿の時刻、尿量を記録し、そのときに尿意があったか、我慢したか、出にくかったかなども備考欄に記入する。

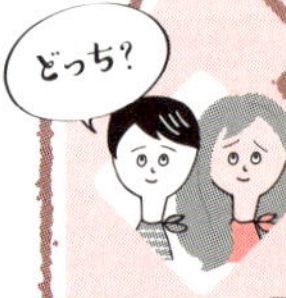

「2日間排尿チェックシート」をつけると何がわかる？

1日の排尿の回数、尿の総量がわかるので、フクアちゃんかセッパちゃんかがすぐに判断できる！

「2日間排尿チェックシート」をつけると、第1章のチャートなどの質問に正確に答えられます。特に、自分がフクアちゃん（腹圧性尿失禁）なのか、セッパちゃん（切迫性尿失禁）なのかがよくわかります。ちなみに、1日の排尿の回数が10回未満、尿の総量が700mℓ～3000mℓであれば、許容範囲と言えます。

また、このチェックシートは本来、「排尿記録」として医師がつけるように指示するもの。あら

2日間排尿チェックシートをつけるメリット

メリット1
チャートの質問に正しく答えられる

メリット2
医師の診断がスムーズになる

メリット3
尿の状態や病気かどうかがわかる

メリット4
水分の摂り方を見直せる

メリット5
体操の効果が実感できる

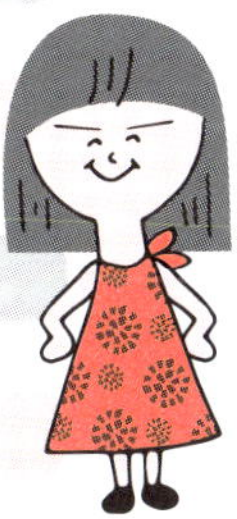

かじめつけておけば、病院に行った場合に、診断がスムーズになります。

　これは1回だけでなく、少なくとも3回行うのがおすすめです。特に、「尿漏れストップ体操」（第2章）を実践している人、治療を受けている人は、定期的にシートをつけることで、効果が出ているかが確認できます。また、尿を計量カップに入れるときに尿の色などをチェックできるので、ほかの病気の発見にも役立ちます。さらに、シートに飲んだ水の量を書き込んでおけば、頻尿の原因が病気によるものか、単なる水分の摂りすぎかどうかがわかります。もし水分の摂りすぎなら、摂取を控えるようにしましょう。

モレルちゃんの成長度を知りましょう

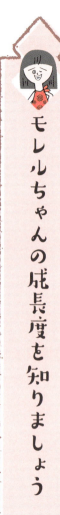

モレルちゃんの成長度（自分の症状の程度）を知るには、「パッドテスト」が最適！

「2日間排尿チェックシート」やチャート、チェックリストの結果、尿失禁の種類が自分で治せるタイプであったとしても、症状が重ければやはり病院に行ったほうがいいでしょう。

それを知るには、モレルちゃんがどれくらい成長しているのか、つまり尿漏れの量を正確に量ることが大事です。

ここで紹介する「パッドテスト」は「1時間

2日間排尿チェックシート ／ チャート（28ページ） ／ チェックリスト（32ページ）

↓

モレルちゃんの存在が明らかに！

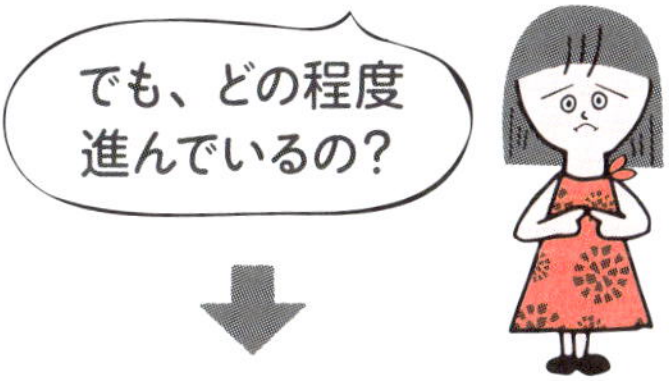
でも、どの程度進んでいるの？

↓

パッドテストでわかる！

法」と呼ばれるもので、多くの医療機関で行われ、ＩＣＳ（国際禁制学会）という尿失禁に関する国際的な学会でも有効性を認めています。

　だからといって、難しく考えることはありません。やり方はとても簡単ですので、自宅で気軽にやってみてください。

　必要なものは、尿漏れパッド（量が少なければ生理用ナプキンで代用可）、水、はかり（キッチンスケールでＯＫ）、時計だけです。キッチンスケールで尿漏れパッドを測るのに抵抗がある人は、密封できるポリ袋を用意しても構いません。

　では、次のページで、やり方をご説明しましょう。

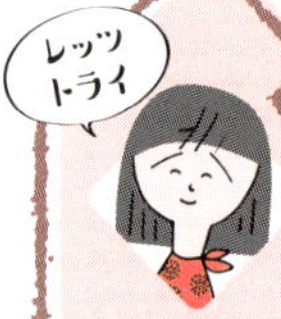

パッドテストをやってみましょう

専門の医療機関で行うテストが、家庭で手軽にできます！

パッドテストのやり方は簡単です。あらかじめ尿漏れパッドの重さを量っておき、尿漏れパッドを身につけて水を飲み、尿漏れしそうな軽い運動をして、60分後にパッドの重さを量るだけです。

60分後の尿漏れパッドの重さから、最初の重さを引いた数値が、漏れた尿の重さ（量）というわけです。

漏れた尿の重さによって、みなさんの尿漏れの状態がわかります。

パッドテストのやり方

開始

❶尿漏れパッドの重さを量る

a.　　　g

❷パッドを身につけ、15分以内に500mlの水を飲み、ベッドやイスで安静にする

15分

❸15分後、30分間歩く（途中、階段の上り下りを1階分行う）

45分

❹イスに座る、立ち上がるを10回くり返す

❺10回激しく咳ばらいをする

❻1カ所で1分間ステップを踏む

❼床に置いたものを、腰をかがめて拾う動作を5回行う

❽1分間、流水で手を洗う

60分

❾検査終了。パッドをはずして重さを量る

b.　　　g

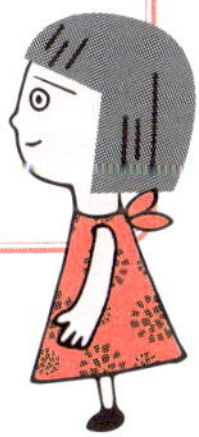

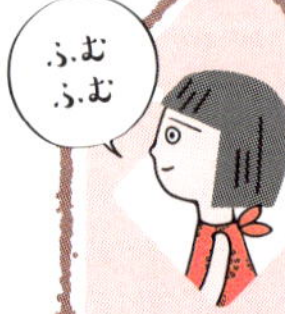

パッドテストでわかることとは？

パッドテストで尿漏れの量がわかれば、簡単に尿漏れの深刻度がわかります！

前ページの⑨で測った重さ（b）から、①で測った重さ（a）を引いた数値が、漏れた尿の重さということになります。

結果は左のページの通りです。フクアちゃん（腹圧性尿失禁）の場合で、「軽度」か「中等度」なら、自分で治すことができます。セッパちゃん（切迫性尿失禁）の場合でも、自分で症状を大幅に改善できますが、生活の質に影響が出て困っているなら、お医者さんに相談した方がいいでしょう。

パッドテストの診断結果

漏れた尿の重さが 2g以下 正常

重さを量る際の誤差や汗などで、ほとんど尿漏れはありません。とはいえ、尿漏れの自覚があるからテストをしているはず。実際、テストは実感より少なめの結果になることもあります。安心しないで、「尿漏れストップ体操」（第２章）で予防しましょう。

漏れた尿の重さが 2.1～5g 軽度

フクアちゃん（腹圧性尿失禁）の場合は、「尿漏れストップ体操」で改善できます。セッパちゃん（切迫性尿失禁）やイツリちゃん（溢流性尿失禁）の場合でも改善は見込めますが、安心しないで様子を見て、場合によっては医師に相談しましょう。

漏れた尿の重さが 5.1～10g 中等度

フクアちゃん（腹圧性尿失禁）の場合は、「尿漏れストップ体操」で改善が期待できますので、すぐに体操をはじめましょう。ただ、改善しない可能性も大いにありますので、心配なら医師に相談するほうがよいでしょう。

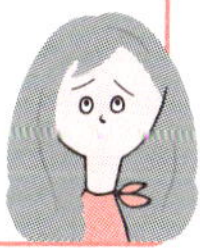

漏れた尿の重さが 10.1g以上 重度

10gを超える尿漏れは赤信号。生活の質が悪くなっているはずです。こうなると、「尿漏れストップ体操」では、改善が期待できません。すぐに医師に相談し、適切な治療をはじめるべきです。

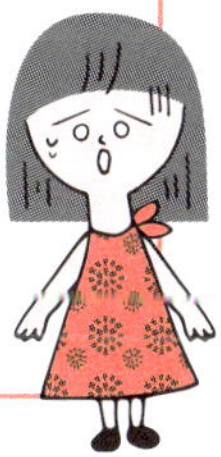

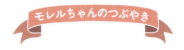

モレルちゃんのつぶやき

今、私のシールを貼った
ペットボトルを持つのが
ステータスなんですって
そんなわけないですよね…

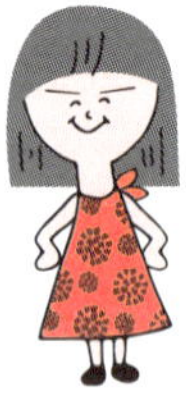

第5章

病院に行ったほうがよいケース

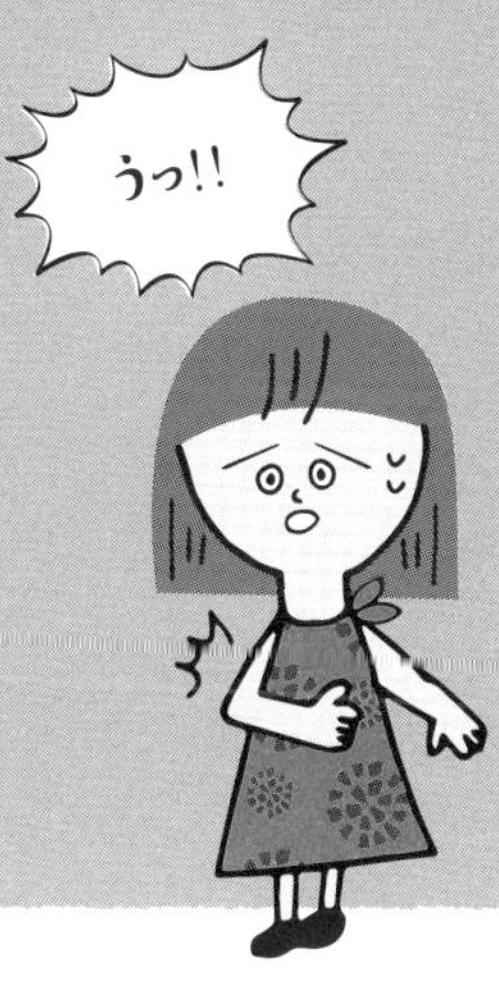

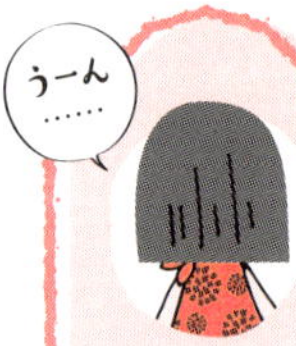

どこの科を受診すればいいのでしょう？

まずは、尿失禁の専門外来があるかが大事。医療機関に問い合わせてみましょう！

ここまで、何度も「モレルちゃんは自分で治せます」とお話ししてきました。

でも、ごめんなさい。どうしても自分では治せない場合も出てきます。モレルちゃんで悩む方のほとんどは、フクアちゃん（腹圧性尿失禁）で、この場合は自分で治すことができる場合が多いのですが、フクアちゃん以外は自分では改善できないことがあるからです。

第1章のチャートやチェックリスト、第4章

モレルちゃんはどこで診てもらうのがいい？

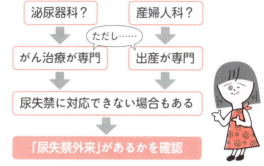

泌尿器科？ → がん治療が専門

産婦人科？ → 出産が専門

ただし……

→ 尿失禁に対応できない場合もある

→ 「尿失禁外来」があるかを確認

妊娠中や産後1年以内の人、持病のある人、かかりつけの医師がいる人などは、まず担当医に相談するのがいいでしょう。特に常用している薬がある人は、薬が尿トラブルの原因になっている場合があります。

のパッドテストの結果、軽度・中等度の腹圧性尿失禁に該当しなかった人、第2章の「尿漏れストップ体操」を一定期間行っても改善されない人は、医療機関を受診されたほうがいいでしょう。

では、どんな科を受診すればいいのでしょうか？

診療内容から見ると、泌尿器科や産婦人科を受診されるのがいいのですが、同じ泌尿器科や産婦人科でも医療機関によって専門が違い、尿失禁に対応できない場合もあります。まずは、受診したい医療機関のウェブサイトを見たり、電話をしたりするなどして、尿失禁の専門外来を行っているかを確認したほうがいいでしょう。

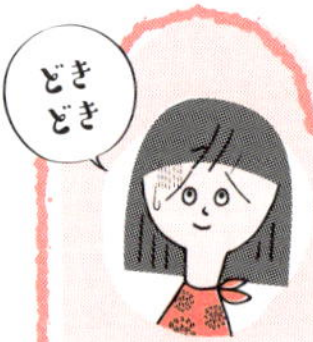

医師の問診では、何を聞かれますか？

「問診」と言っても、身構える必要はありません。聞かれることは、チャートやチェックリストの質問とほぼ同じです。

「たとえ相手が医師でも、人前で自分の尿漏れの話をするのは恥ずかしい」と思っている方もたくさんいるでしょう。

モレルちゃんをそのままにしている、あきらめている人の多くが同じことを考えています。しかし、病院で何が行われるのかを知っておくことで、気持ちが少しは楽になるかも知れません。

ここからは、医療機関を受診した際に、行わ

尿失禁外来で行われる問診のおもな内容

- いつごろから尿漏れがはじまりましたか？
- 1日の尿の回数は？
- 1回の排尿の量は？
- どんなときに漏れましたか？
- 咳やくしゃみをしたときに尿が漏れたことはありませんか？
- 下着はほとんどいつも濡れていますか？
- 漏れはじめたら止められずに、一度にたくさん出ますか？
- 排尿時は、いつもスムーズに出ますか？

など

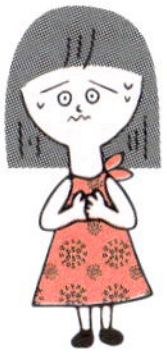

れることを簡単に説明していきましょう。

医療機関に行って、まず行われるのが「問診」。ここで聞かれるのは、第1章でみなさんが行ったチャートやチェックリストの質問とほぼ同じ。**薬剤が原因で一過性の尿失禁になっていることも考えられる**ため、普段飲んでいる薬について尋ねるなど、もう少し専門的に突っ込んだ質問をすることもありますが、基本的にはチャートやチェックリストと同じと思ってもらって結構です。

問診のあとは、泌尿器科ならお腹の触診、産婦人科なら検診台での診察などがあります（医療機関によって異なります）。

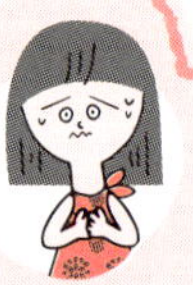

病院では、どんな検査が行われますか？

モレルちゃんを
調べるためには、
いろいろな検査があります。
ほとんどの検査は痛くないので、
安心して検査を受けましょう。

問診、触診などが終われば、いよいよ検査です。医療機関によって検査内容は異なりますが、ここではおもなものを紹介します。

❶超音波（エコー）検査

患者さんのお腹の上から超音波を送り、画像を映し出すもの。腎臓や膀胱に結石がないか、膀胱の壁に異常がないかなどを診ます。

❷尿検査

たんぱく、糖、ウロビリノーゲン（肝臓の酵

尿失禁外来で行われるおもな検査

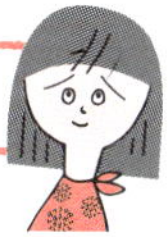

超音波（エコー）検査

血液検査

尿検査

レントゲン検査

尿流量検査

※尿検査で血尿が出た人には、膀胱内を撮影する「膀胱ファイバー検査」を行う場合があります。

素の一種）、血液などの有無を調べます。尿道に管を差し込んで採尿する病院もあるので、事前に確認しましょう。このあとに再度、超音波で残尿の検査をすることもあります。

③血液検査

腎臓の働きを調べます。切迫性尿失禁の原因の一つ、骨盤の炎症の有無もわかります。

④レントゲン検査

点滴か注射で造影剤を入れて撮影します。結石の有無、尿管の流れ具合、膀胱の形や位置（下がり具合）などがわかります。

⑤尿流量検査

特殊な検査機に排尿して、1回の尿の量や尿の流れを調べます。溢流性尿失禁が疑われる人や頻尿の人に行います。

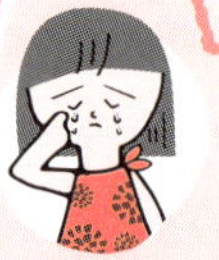

尿失禁にはどんな薬が処方されますか？

尿失禁のタイプによって処方される薬は異なります。

検査の結果次第で、患者さんに合わせた治療がはじまります。治療で最も一般的なのは薬。ここでは医師が処方する薬をご紹介します。医師の指示にしたがって、正しく服用しましょう。

❶腹圧性尿失禁の場合

骨盤底筋を締めるクレンブテロール塩酸塩（スピロペント）が一般的。ただ、これだけでは不十分で、「尿漏れストップ体操」と併用し

尿失禁外来で処方されるおもな薬

腹圧性尿失禁の場合	クレンブテロール塩酸塩（スピロペント）➡ 「尿漏れストップ体操」との併用が効果的
切迫性尿失禁の場合 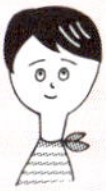	イミダフェナシン（ウリトス、ステーブラ）、 コハク酸ソリフェナシン（ベシケア）、 フェソテロジンフマル酸塩（トビエース）など ➡口の乾き、便秘に注意 ミラベグロン（ベタニス）➡不整脈に注意 オキシブチニン塩酸塩➡下腹部などに貼る
溢流性尿失禁の場合 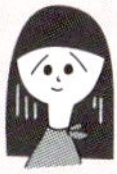	ジスチグミン臭化物（ウブレチド）、 ベタネコール塩化物（ベサコリン）、 ウラピジル（エブランチル）など ➡別の病気が原因なら、 そちらの治療を優先する

てはじめて効果が出ます。

❷切迫性尿失禁の場合

膀胱の筋肉をゆるめ、溜められる尿の量を増やすイミダフェナシン（ウリトス、ステーブラ）などが処方されます。口やノドが乾きやすい、便秘になりやすいという副作用があります。比較的副作用の少ないミラベグロン（ベタニス）や、オキシブチニン塩酸塩の貼り薬（ネオキシテープ）も用いられます。

❸溢流性尿失禁の場合

膀胱を縮めて尿を押し出す力を強くするジスチグミン臭化物（ウブレチド）や尿の出口を広げるウラピジル（エブランチル）などが一般的。ただ、別の病気が原因となっている場合が多いので、そちらの治療が優先されるでしょう。

ほかには、どんな治療法がありますか？

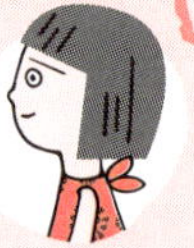

投薬治療のほかに、「干渉低周波治療」「磁気治療」「フェミナコーン」などがあります。症状によっては、手術をすすめる場合も。

薬での治療のほかに、病院で行われる治療には以下のようなものがあります。どの治療法を選ぶかは、あくまでも患者さん自身が決めることになります。

❶干渉低周波治療・磁気治療

体に弱い低周波電流もしくは磁力線を流し、骨盤底筋を収縮させて、「尿漏れストップ体操」と同等の効果を得る治療法です。腹圧性尿失禁と切迫性尿失禁に効果があります。健康保険が

投薬以外の治療法

干渉低周波治療・磁気治療
腹圧性尿失禁と切迫性尿失禁に効果あり。
治療費は安いが、行っている医療機関が少ない。

フェミナコーン
骨盤底筋を鍛えるのが目的。
患者さんの心理的な負担が大きい。

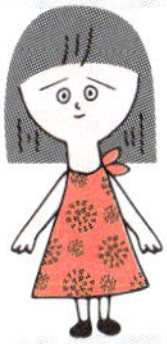

手術
重度の腹圧性尿失禁、膀胱瘤、子宮脱など。
手術設備のある病院でないとできない。

適用されて治療費は安いのですが、行っている医療機関が少なく、ペースメーカーを使っている人には行えません。

❷フェミナコーン

膣内に入れて、落ちないように訓練する器具（おもり）です。骨盤底筋を鍛えるのが目的です。患者さんの体に傷をつけるようなことはありませんが、心理的な負担が大きい治療法です。

❸手術

重度の腹圧性尿失禁（125ページ）の人や膀胱瘤《りゅう》、子宮脱《しきゅうだつ》などが見られる人は、手術で治すほうがいいでしょう。重度の腹圧性尿失禁の場合、骨盤底筋まわりの靭帯、筋膜が断裂して、膀胱が落ち込んでいます。それらを補修するのが手術のおもな内容です。

モレルちゃんのつぶやき

私、お医者さんに
見つめられると緊張します
だって治療されると、
私消えちゃいますので

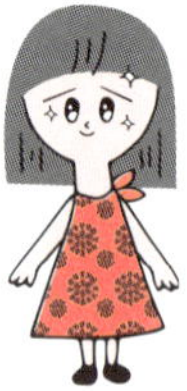

第6章

体のなかはこうなっている！尿トラブルの仕組み

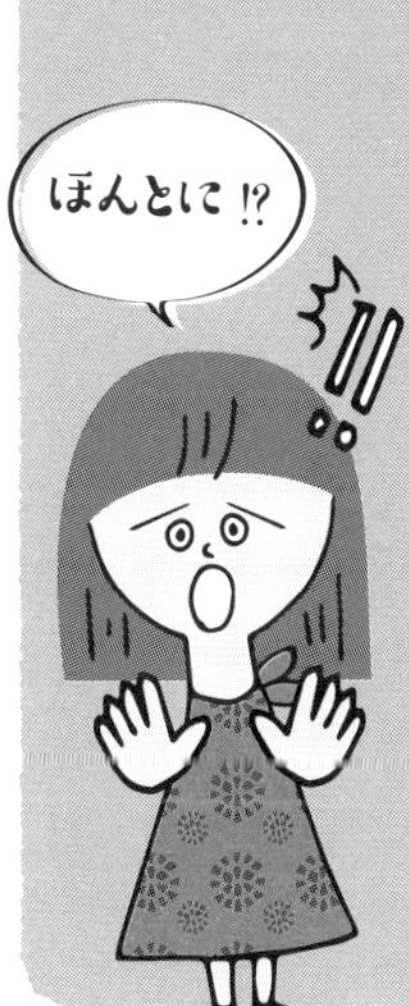

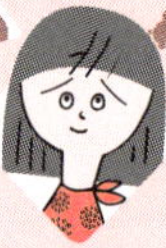

尿は何でできているか、知っていますか？

尿のもとになるのは、血液中の老廃物。腎臓で尿となって膀胱に運ばれます。

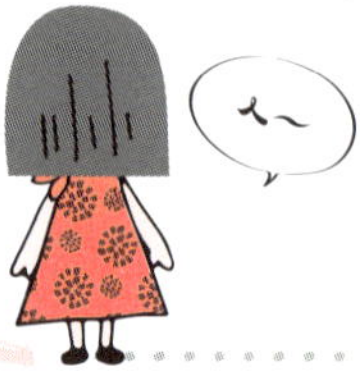

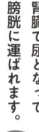

この章では、尿トラブルが起こる体の仕組みについて、改めてご説明します。まずは、尿をつくって排出する「泌尿器」についてイチから解説していきましょう。

ところで、みなさんは尿が何からできているか、ご存じでしょうか？

尿のもとになるのは血液です。尿をつくる「泌尿器」は、腎臓、尿管、膀胱、尿道の総称で、

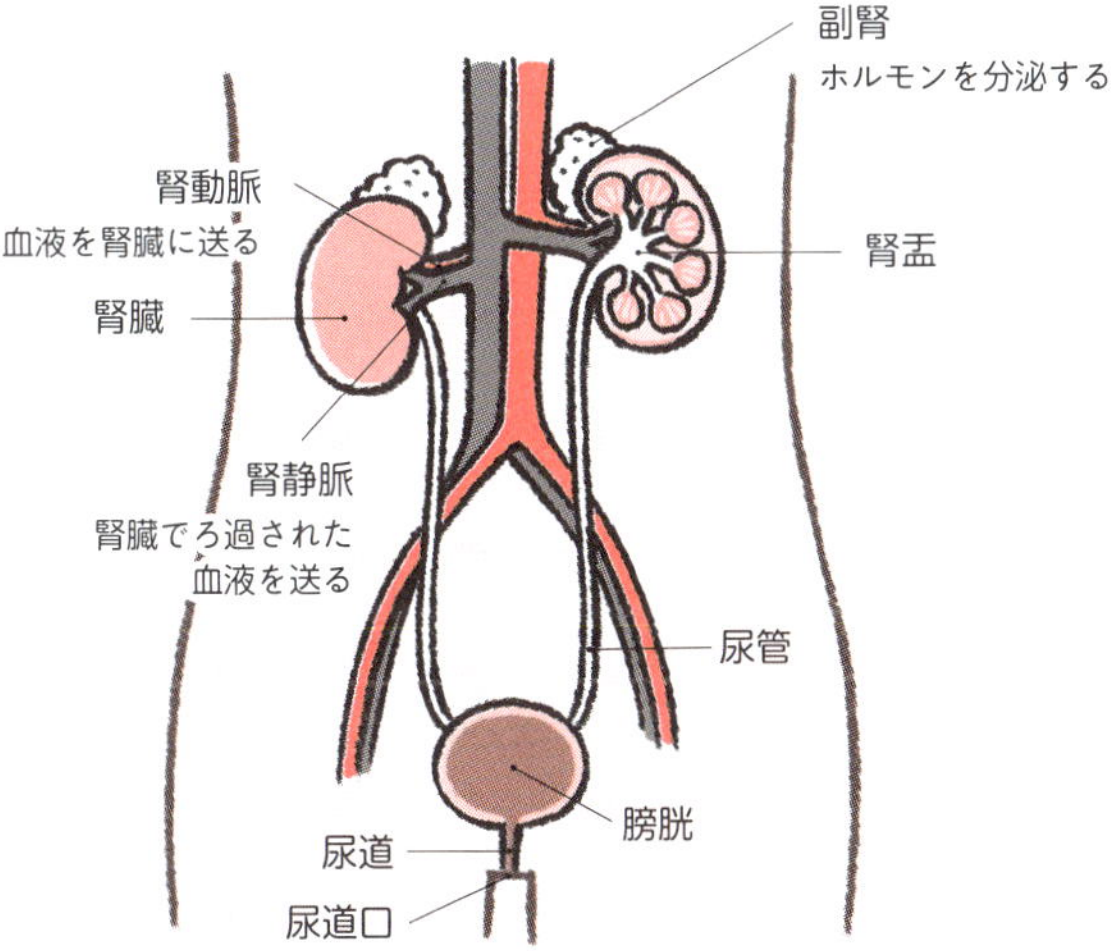
副腎
ホルモンを分泌する
腎動脈
血液を腎臓に送る
腎盂
腎臓
腎静脈
腎臓でろ過された
血液を送る
尿管
膀胱
尿道
尿道口

尿をつくるのは腎臓です。

体じゅうを巡ってきた血液が腎臓でろ過され、体に必要な成分は吸収されてまた血液に戻され、不要なもの（老廃物や毒素）が尿となります。ちなみに、腎臓に送られてくる血液の量は1分間に約1ℓ。1日で約1・5tにもなります。そこからできる尿の量は1日で約1・5ℓほどです。尿の成分の90％以上は水分で、ほかにカルシウムや尿素、アミノ酸などが含まれます。

腎臓でつくられた尿は、いったん「腎盂《じんう》」というところに集められ、尿管を通って膀胱に送られます。尿管は平滑筋という筋肉でできていて、尿管自体が動いて尿を流しています。

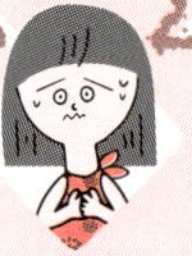

尿を出す・我慢する仕組みとは？

尿を出す・我慢するのを決めるのは脳、実際に出す・我慢するのは筋肉の仕事。

腎臓は起きている間も寝ている間も、24時間休まず働いて、尿をつくり続けています。それを数回に分けてトイレで排出するわけですから、尿をちゃんと溜めておく場所が必要です。それが「膀胱」です。膀胱がなければ、人間は1日中トイレにいなければなりません。

膀胱は袋状になっていて、外側を排尿筋という筋肉がおおっています。尿を溜めるとき、排

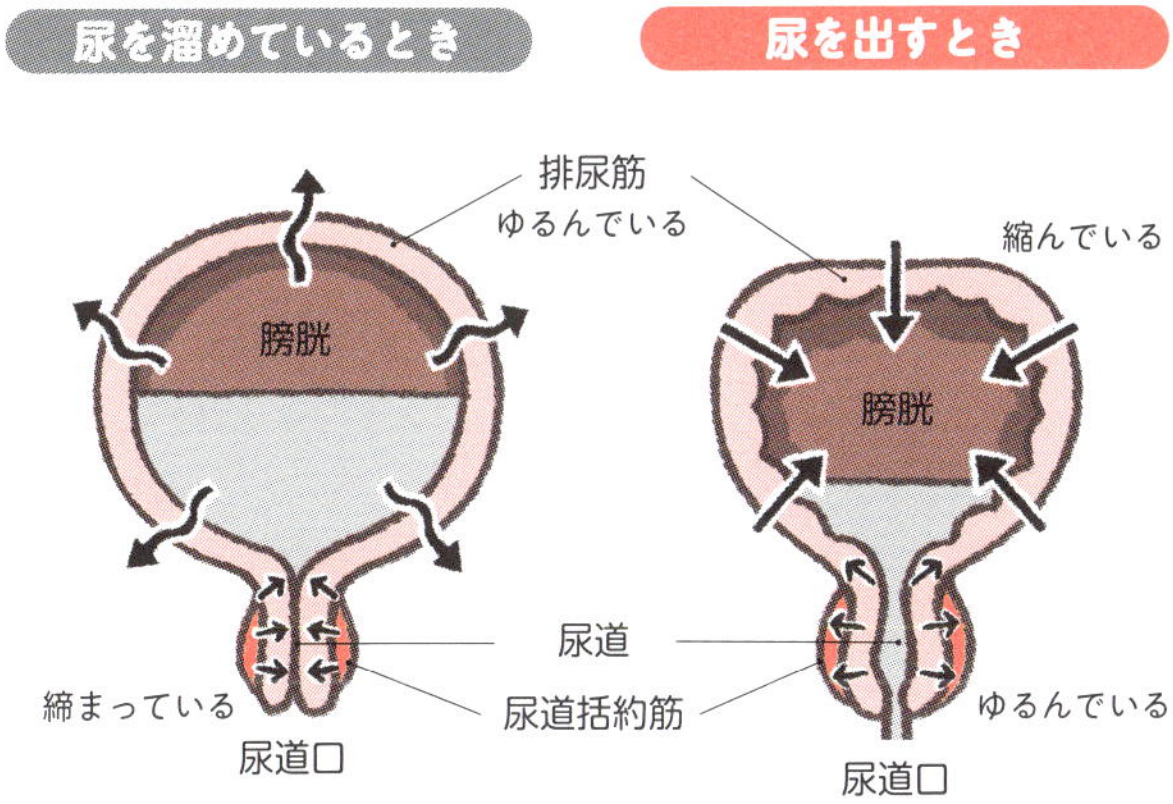
尿を溜めているとき
尿を出すとき
排尿筋
ゆるんでいる
縮んでいる
膀胱
膀胱
尿道
締まっている
尿道括約筋
ゆるんでいる
尿道口
尿道口

尿筋はゆるんでいるので、膀胱はどんどんふくらんでいきます。

その間、膀胱から尿が出ないよう、出口である尿道のまわりの筋肉（尿道括約筋）がしっかり締まっています。

膀胱に尿がある程度溜まると、脳に情報が送られて、「尿意」となります。尿意を受けて、尿を出すか我慢するか、脳が指令を出します。

脳が尿を出せと指令した場合、尿道括約筋がゆるんで出口を開けると同時に、排尿筋が収縮して尿を押し出します。

つまり、尿を出す・我慢するを決めているのは脳であり、実際に出す・我慢するのは膀胱や尿道のまわりにある筋肉ということになるのです。

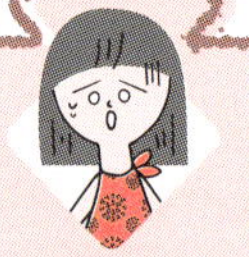

尿トラブルは膀胱と尿道で起こっている！

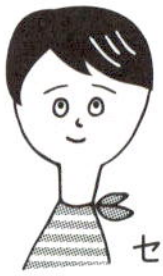

セッパ

排尿筋の伸縮性が悪くなる

↓

切迫性尿失禁

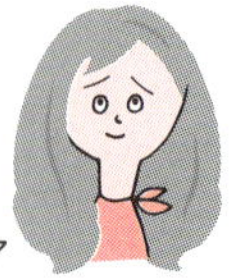

フクア

骨盤底筋のゆるみ

↓

腹圧性尿失禁

尿を出す・我慢するといった動作には、膀胱と尿道まわりの筋肉が関わっています。

つまり、モレルちゃんが現れたり、頻尿になったりするのは、これらの筋肉がうまく働かないからです。

切迫性尿失禁や過活動膀胱（39ページ）は、尿をまだ溜められるのに、排尿筋が収縮することで起こります。心因性などのほか、加齢で排

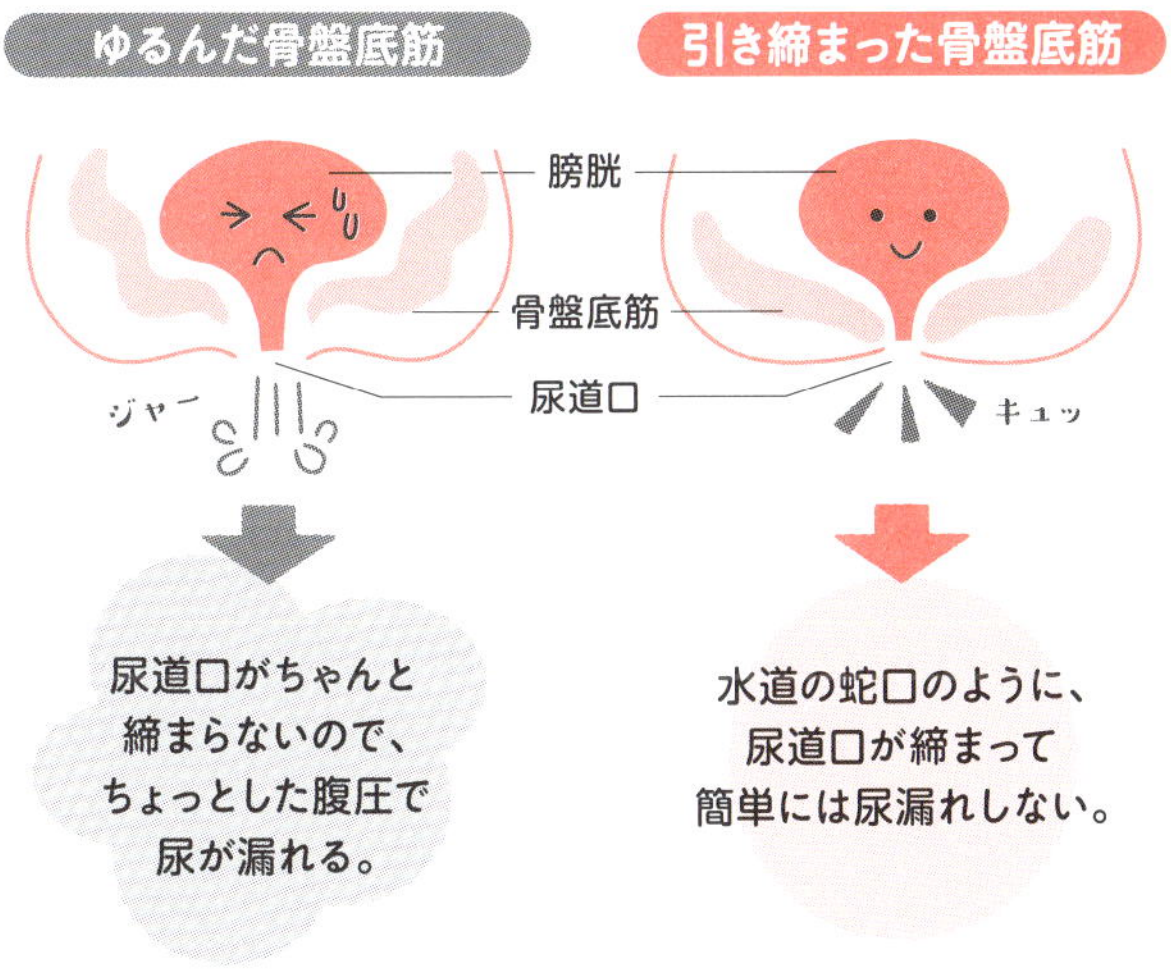
ゆるんだ骨盤底筋
引き締まった骨盤底筋
膀胱
骨盤底筋
尿道口
ジャー
キュッ
尿道口がちゃんと締まらないので、ちょっとした腹圧で尿が漏れる。
水道の蛇口のように、尿道口が締まって簡単には尿漏れしない。

尿筋の伸縮性が悪くなることも原因です。

また、腹圧性尿失禁のおもな原因は、膀胱や尿道、子宮、直腸を下から支える骨盤底筋のゆるみだと、この本で何度もお伝えしてきました。

骨盤底筋は、肛門挙筋《きょきん》、膣括約筋、肛門括約筋などの総称で、尿道括約筋も含まれます。

骨盤底筋がゆるむと、膀胱が下がって尿道口が開きやすくなるとともに、尿道括約筋の締めつける力も弱くなるため、尿が漏れやすくなってしまうのです。

また、間質性膀胱炎《かんしつせいぼうこうえん》（54ページ）や膀胱《ぼうこう》がん、子宮筋腫《しきゅうきんしゅ》などが原因で、膀胱自体が小さくなってしまい、溜められる尿の量が減って頻尿になるケースもあります。

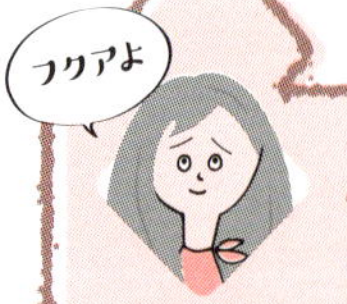

腹圧性尿失禁は、なぜ女性に多い？

男性よりも短い尿道、出産による骨盤底筋のダメージが尿漏れの要因に。

尿漏れ（尿失禁）は男性よりも女性のほうに多く現れるのが特徴です。厚生労働省の国民生活基礎調査（左図）を見ると、尿漏れに悩む人の数は女性のほうが多いことがわかります。

では、なぜ女性のほうが尿漏れに悩む人が多いのでしょうか？

まず、女性の尿道が、男性よりも短いことがあげられます。男性の尿道は精液を通す役割もあるため、前立腺を通ってS字状に曲がった構

頻尿・尿失禁に悩む人の年代別割合

（人口1000人あたり）

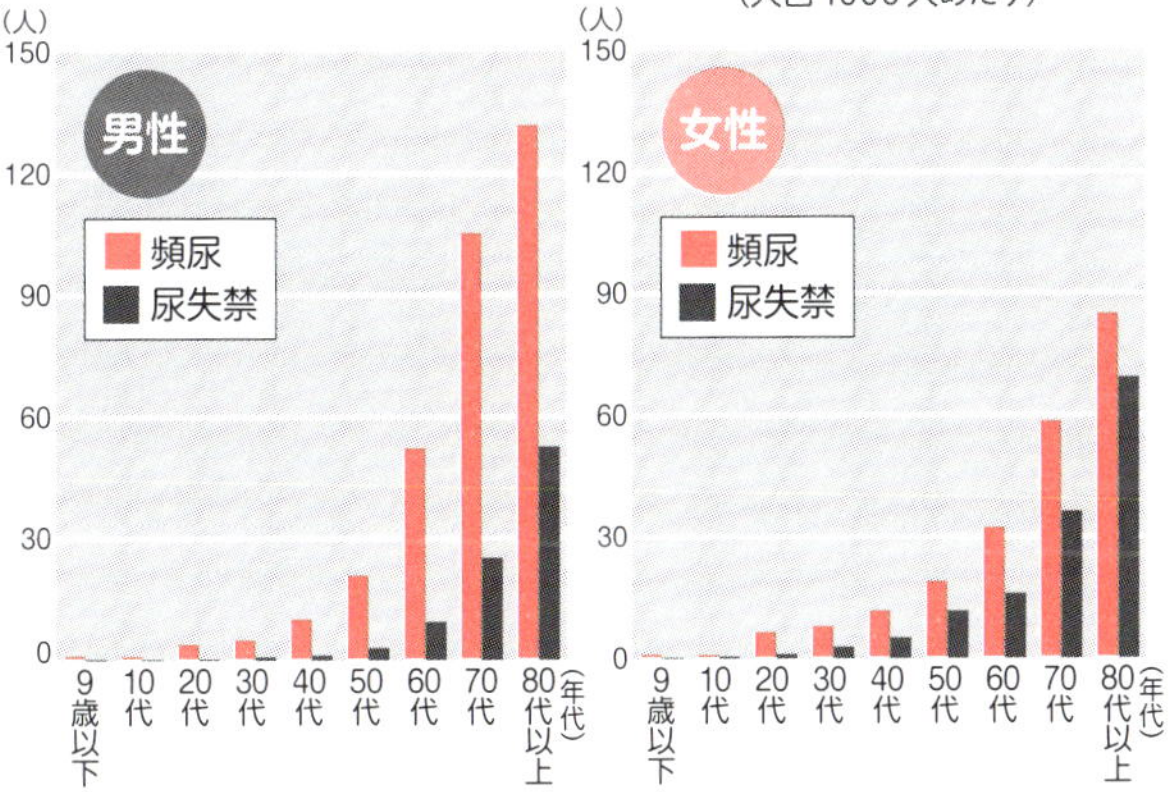

（厚生労働省『平成28年国民生活基礎調査』より作成）

造になっていて、長さも20㎝ほどあります。一方、女性の尿道は3〜4㎝くらいしかなく、出口までまっすぐに伸びています。尿道の太さも女性のほうが太くなっています。

また、出産によって、骨盤底筋がダメージを受けやすく、腹圧性尿失禁を起こしやすいことも理由の一つです。女性の骨盤底筋には、尿道、肛門、膣の3つの出口があり、ゆるみやすい要因となっています。赤ちゃんが産まれる際に、骨盤底筋が大きく引っ張られるために、どうしてもダメージを受けてしまうのです。

ただし、骨盤底筋は肥満によってもゆるみやすくなるため、女性特有の症状というわけではありません。

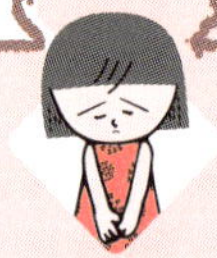

「尿漏れ」と「頻尿」は、何がどう違う？

尿漏れと頻尿は分けて考えますが、原因を探ると深い関係が……。

前ページのグラフを見ると、男性も女性もモレルちゃんよりも頻尿で悩んでいる人のほうが多いことがわかります。

頻尿だけが起こったり、尿漏れだけが起こったり……と、両方が同時に起こるとは限りませんので、通常、尿漏れと頻尿は分けて考えます。しかし、原因を探っていくと、この2つには深い関係があることがわかります。

尿漏れ（尿失禁）は、自分の意思に関係なく

尿漏れと頻尿の違い

尿漏れ 自分の意思とは関係なく、尿が出る・漏れること

頻尿 頻繁に尿意が現れる、トイレの回数が増えること

尿の量が多い場合	膀胱が小さくなっている場合	膀胱に尿が残り、溜められる量が減っている場合
➡**継続的に多尿でなければ、水分の摂りすぎや冷えが原因**	➡**過活動膀胱の可能性（切迫性尿失禁につながる）**	➡**溢流性尿失禁につながる**

尿が出る・漏れる症状です。一方、頻尿は尿の量が多い場合、膀胱が小さくなっている場合、尿が全部出しきれずに残ってしまい溜めるスペースが小さい場合の3つによって、頻繁に尿意が現れることです。

尿の量が多い場合は、水分の摂りすぎや冷えが原因のことが多いため、尿失禁に関しては心配いりません（継続的に症状が続く場合は糖尿病などを疑う必要があります）。

問題は残りの2つで、膀胱が小さい場合は過活動膀胱であることが多く、切迫性尿失禁につながります。溜めるスペースが小さい場合は、溢流性尿失禁につながる可能性が出てきます。

ただ、頻尿には前立腺肥大、膀胱炎などが原因となる場合もあるので注意しましょう。

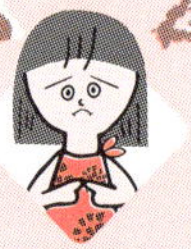

生活習慣と尿トラブルの関係は？

肥満やタバコが尿漏れを誘発しています。特に近年は膀胱がんが増加しています！

モレルちゃんが現れる原因はさまざまですが、生活習慣が原因であることも少なくありません。

膀胱への刺激や冷え、食生活やアルコールが膀胱を過度に刺激したりお腹を冷やしたりして、尿トラブルを引き起こすことは第3章でもお伝えしました。

さらに、肥満にも注意が必要です。内臓の周囲に脂肪がつくことで、骨盤底筋に負担がかか

こんな生活していませんか？

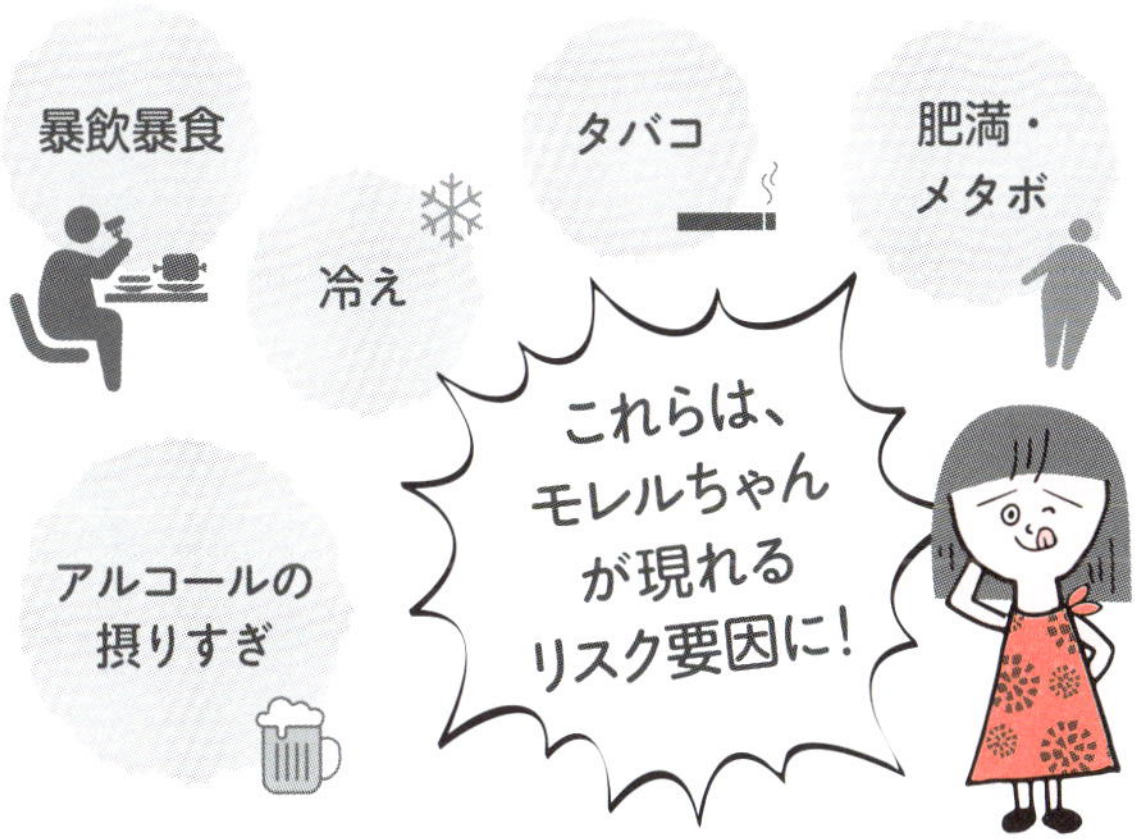
暴飲暴食
冷え
タバコ
肥満・メタボ
アルコールの摂りすぎ
これらは、モレルちゃんが現れるリスク要因に！

ります。また、便秘で無理にいきむことによっても、骨盤底筋に負担がかかります。骨盤底筋への過度な負担がゆるみにつながり、尿漏れを引き起こしてしまうのです。

生活習慣のなかでも、特に注意しなければならないのが、タバコです。タバコを吸うと、全身の血管が収縮するため、膀胱も収縮して過活動膀胱の原因となります。

さらに、タバコは膀胱がんのリスクを高めることがわかっています。尿漏れや頻尿であれば、日常生活に支障が出ても命に関わることはありませんが、がんとなると話は別です。できるだけがんのリスクを避けるためにも、禁煙を心がけましょう。

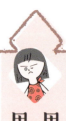

男性に教えてあげてください！
男性に多い尿トラブルは？

中高年の男性に生ずる
頻尿、尿が出にくい、残尿感……。
これらは「前立腺」が原因です！

この本では、男性の尿トラブルについて、あまり紹介していませんでした。

妊娠や出産をしない男性は、骨盤底筋がゆるみにくいと言えますが、だからといって尿トラブルと無縁ではありません。現に、尿失禁や頻尿に悩んでいる男性も少なからずいらっしゃいます。

過活動膀胱やそれに伴う切迫性尿失禁は、男性でも一般的です。また、腹圧性尿失禁のおも

心当たりはありませんか？

- 昼も夜もトイレが近い
- 急に尿意が我慢できなくなる
- トイレに行っても尿が出にくい
- 勢いよく尿が出ない
- 尿が途中でとぎれる
- 残尿感がある
- 排尿後、下着をはいたあとに少し漏れる

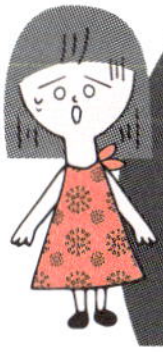

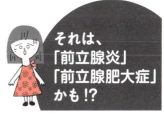

それは、「前立腺炎」「前立腺肥大症」かも⁉

な原因である骨盤底筋のゆるみは、肥満や加齢などによっても起こるため、女性特有のものではありません。

尿トラブル全般では、以下のようなものが男性に多い症状です。

❶昼夜問わずトイレが近い

昼間は8回以上、就寝後も尿意で目が覚める。特に女性よりも夜間頻尿で悩む人が多い。

❷尿が出にくい

お腹に力を入れないと尿が出ない。

❸勢いよく尿が出ない

尿に勢いがなく、途中でとぎれたりして、排尿に時間がかかる。

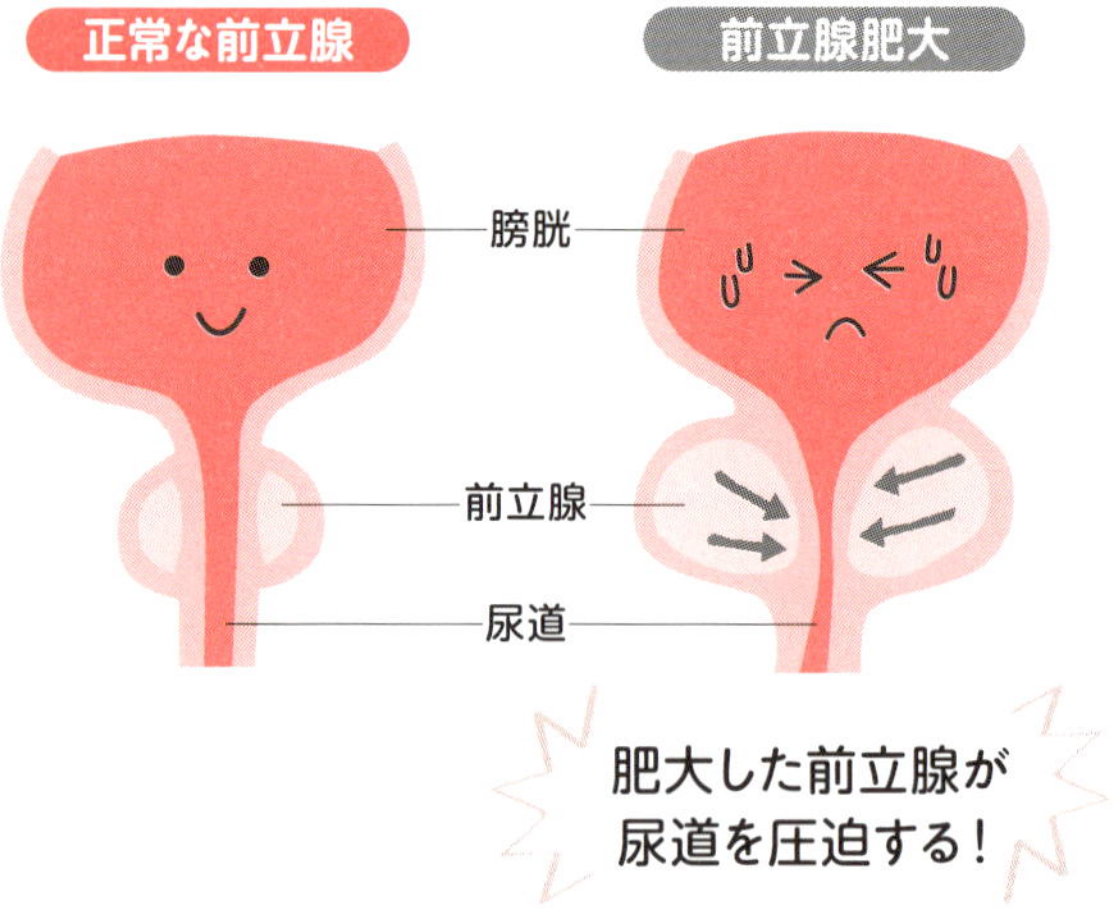
正常な前立腺
前立腺肥大
膀胱
前立腺
尿道
肥大した前立腺が
尿道を圧迫する！

❹残尿感

尿道に尿が残ったような感覚になったり、排尿後に下着をはいてから漏れたりする。

これらの多くは、前立腺が原因で起こります。前立腺は、男性にしかない器官で、膀胱の出口付近にあり、尿道を取り囲み、前立腺液をつくって精子と一緒に排出する役割があります。それがむくんだり肥大したりして、尿道を圧迫することで、尿トラブルが起こるのです。

40代〜50代に多いのが前立腺炎で、細菌による炎症や血行不良などで、前立腺がむくんでしまう症状です。

そして60代になると、前立腺が徐々に肥大していく前立腺肥大症が起こります。原因ははっ

残尿感とちょっと漏れを解消するには？

前立腺肥大による残尿感は、お尻にグッと力を入れて、膀胱を左右から押すようなイメージで圧力をかければ、解消することが可能です。また、排尿後に下着をはいてから少し漏れる人には、以下のような解消法があります。

男性の尿道の途中には、「球部尿道」という、尿道が少し太くなったところがあります。そこに尿が残ると排尿後に漏れ出てしまうのです。そこで、肛門の手前にある「会陰《えいん》部」を押してみましょう。残った尿を押し出すことができます。

きりしませんが、加齢による男性ホルモンのバランスの変化が影響していると考えられます。老化現象の一つなので、予防することはできません。

せめて、生活習慣の乱れを改善し、前立腺や膀胱などへの刺激を少なくして、上手に付き合っていきましょう（102ページ）。また、薬物療法や手術も有効です。

また、近年は前立腺がんの患者さんが増えています。がんが進行すると、頻尿や排尿痛など、前立腺肥大症に似た症状が現れます。比較的進行の遅いがんなので、少しでも症状が出たら、検査を受けましょう。

年　月　日（1日目）

失禁の有無	我慢の有無	備考

2日間排尿チェックシート

回数	時刻	尿量(mℓ)	場所	飲み物
1	:		自宅 ・ 外	
2	:		自宅 ・ 外	
3	:		自宅 ・ 外	
4	:		自宅 ・ 外	
5	:		自宅 ・ 外	
6	:		自宅 ・ 外	
7	:		自宅 ・ 外	
8	:		自宅 ・ 外	
9	:		自宅 ・ 外	
10	:		自宅 ・ 外	
11	:		自宅 ・ 外	
12	:		自宅 ・ 外	
13	:		自宅 ・ 外	
14	:		自宅 ・ 外	
		合計 回 mℓ		

★コピーして使ってください。

年　月　日　（2日目）

失禁の有無	我慢の有無	備考

2日間排尿チェックシート

回数	時刻	尿量（mℓ）	場所	飲み
1	：		自宅　・　外	
2	：		自宅　・　外	
3	：		自宅　・　外	
4	：		自宅　・　外	
5	：		自宅　・　外	
6	：		自宅　・　外	
7	：		自宅　・　外	
8	：		自宅　・　外	
9	：		自宅　・　外	
10	：		自宅　・　外	
11	：		自宅　・　外	
12	：		自宅　・　外	
13	：		自宅　・　外	
14	：		自宅　・　外	
		合計　回 mℓ		

★ コピーして使ってください。

● 著者紹介

楠山弘之（くすやま・ひろゆき）

永弘クリニック院長。医学博士。
1954 年生まれ。1981 年、埼玉医科大学を卒業後、癌研究会付属病院（現・がん研究会有明病院）医員、埼玉医科大学泌尿器科講師を経て、1991 年に永弘クリニックを開院。泌尿器科の開業医として、尿失禁、尿漏れ、頻尿の患者さんの治療にあたる。日本泌尿器科学会認定専門医、埼玉県朝霞地区医師会会員、日本禁煙推進医師歯科医師連盟会員、日本癌治療学会会員、日本禁煙科学会会員。著書に『サラッと快適生活』『尿トラブルは自宅で治せる』（東洋経済新報社）、『頻尿・尿もれがスッキリ！なくなる本』（監修、宝島社）。

永弘クリニック
埼玉県新座市東北 2-18-19（東武東上線志木駅より徒歩 5 分）
電話：048-474-3708

● 主な参考文献

『尿トラブルは自宅で治せる』
楠山弘之著（東洋経済新報社）

『頻尿・尿もれがスッキリ！なくなる本』
楠山弘之監修（宝島社）

『自分で治す！尿トラブル』
関口由紀著（主婦の友社）

別冊 NHK きょうの健康
『女性の尿トラブル 気になる症状を改善する』
加藤久美子総監修（NHK 出版）

● キャラクターイラスト
西山佑平

● イラスト
和久田容代

● ブックデザイン
西野真理子、遠藤智子
（株式会社ワード）

● 編集
澤野誠人
（株式会社ワード）

● 企画・編集
尾﨑真人（同文書院）

女性のおしっこ問題《トラブル》を解決する本

著　者　楠山弘之
発行者　宇野文博
発行所　株式会社　同文書院
〒112-0002　東京都文京区小石川 5-24-3
TEL（03）3812-7777　FAX（03）3812-7792
振替 00100-4-1316
印刷所　中央精版印刷株式会社
製本所　中央精版印刷株式会社

ISBN978-4-8103-7783-5　C0077　Printed in Japan

\ stop! /

モレルちゃんシール

ノートや、目につくところに
貼ってお使いください。

使い方は93ページ

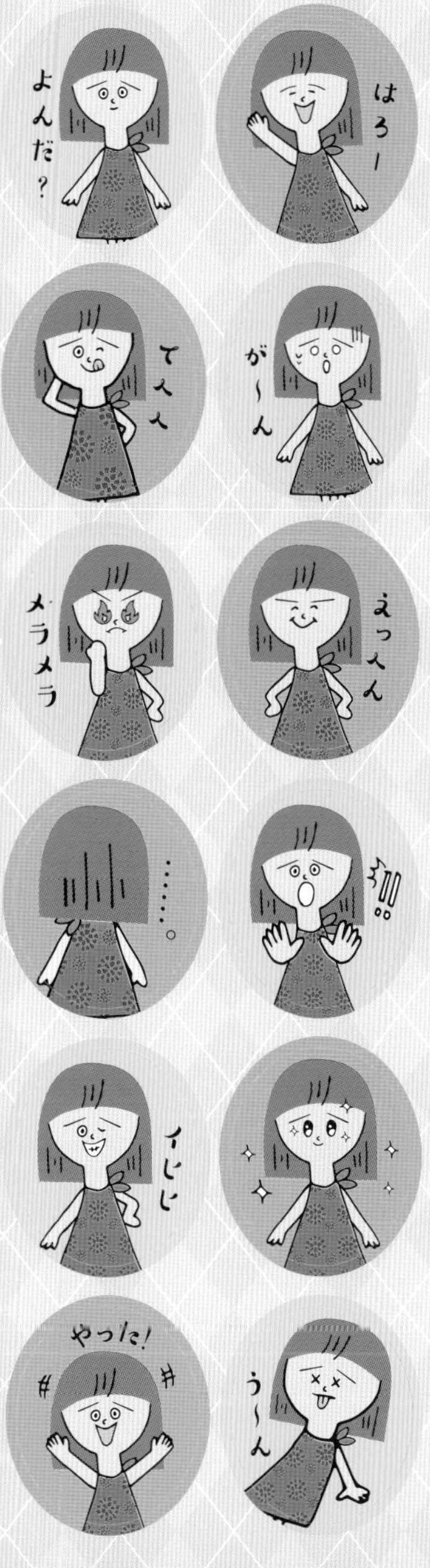
よんだ？
はろー
てへへ
が〜ん
メラメラ
えっへん
……。
!!
イヒヒ
やった!
う〜ん

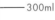

ペットボトル
計量カップ用
目盛りシール

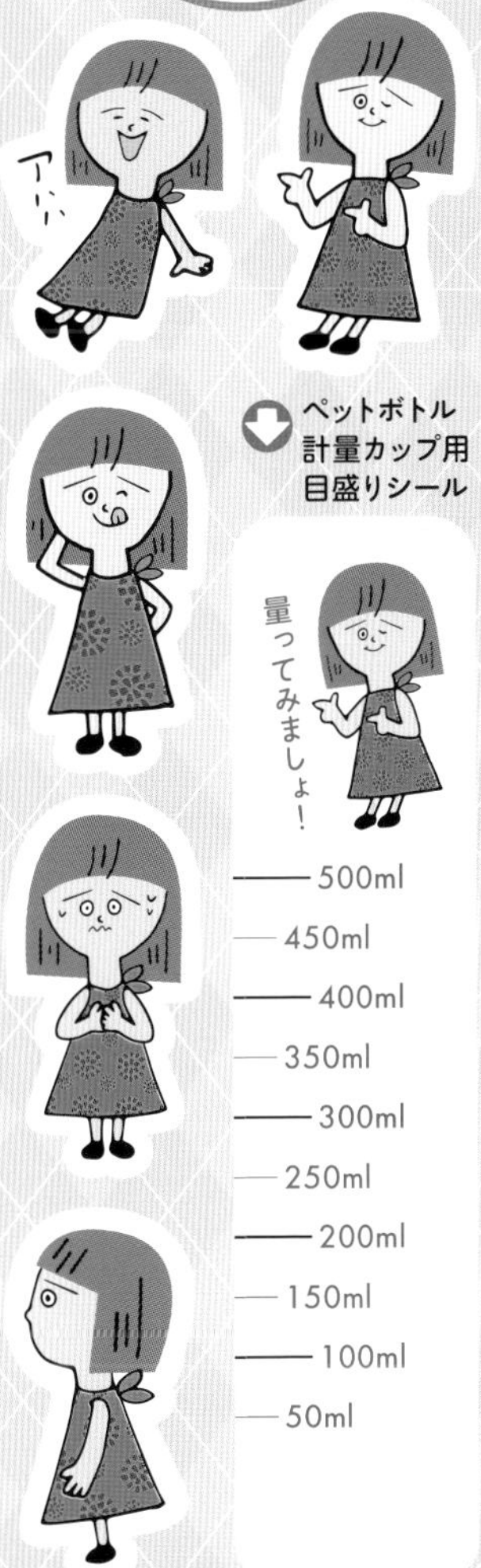
アハハ
量ってみましょ！
500ml
450ml
400ml
350ml
300ml
250ml
200ml
150ml
100ml
50ml

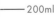

使い方は115ページ